| 常见病预防与调养丛书 |

高血压
预防与调养

主编 郭 力 李廷俊

GAOXUEYA
YUFANGYUTIAOYANG

中国中医药出版社
·北京·

图书在版编目（CIP）数据

高血压预防与调养 / 郭力，李廷俊主编 . —北京：中国中医药出版社，2016.9

（常见病预防与调养丛书）

ISBN 978 – 7 – 5132 – 3172 – 5

Ⅰ.①高…　Ⅱ.①郭…　②李…　Ⅲ.①高血压—防治

Ⅳ.① R544.1

中国版本图书馆 CIP 数据核字（2016）第 017634 号

中国中医药出版社出版

北京市朝阳区北三环东路 28 号易亨大厦 16 层

邮政编码　100013

传真　010 64405750

三河市宏达印刷有限公司印刷

各地新华书店经销

开本 880 × 1230　1/32　印张 9.625　字数 273 千字

2016 年 9 月第 1 版　2016 年 9 月第 1 次印刷

书号　ISBN 978 – 7 – 5132 – 3172 –5

定价　29.00 元

网址　www.cptcm.com

社长热线　010 64405720

购书热线　010 64065415　010 64065413

微信服务号　zgzyycbs

书店网址　csln.net/qksd/

官方微博　http：//e.weibo.com/cptcm

淘宝天猫网址　http：//zgzyycbs.tmall.com

《高血压预防与调养》编委会

内容提要

本书从认识高血压开始，详细介绍了高血压病的基础知识、高血压的预防及调养方案。主要包括：药物调养、饮食调养、运动调养、中医外治调养及生活调养等内容。

"爱心小贴士"从医生的角度，以一问一答的方式针对读者关心的预防、治疗以及生活中的注意事项等方面的疑问给出解答，方便读者找到适合自己的预防及调养方案。

本书实用性强，适合广大群众、高血压病患者及其家属阅读，也可供医护人员参考使用。

远离疾病，做自己的健康管家

　　我们每个人都希望自己健康长寿，然而"人吃五谷杂粮而生百病"，生老病死是客观的自然规律。在日常生活中，经常会有各种疾病找上门来，干扰我们的生活，甚至剥夺我们的生命。其实，生病就是疾病在生长！如果想要阻止疾病的生长，首先得知道生病的原因是什么，据此而预防疾病，调养身体。

　　从营养学的角度而言，人生病的原因可分为两大类：第一，各种细菌和病毒的入侵，比如感冒、流行病等；第二，不良生活方式导致的疾病，比如高血压、糖尿病等。无论是哪种原因，疾病都会导致人体细胞异常，继而发生各种不同的症状。从中医学的角度分析，人之所以会生病，主要有两方面原因：一是人自身抵抗力的下降——正气不足，二是外界致病因素过于强大——邪气过盛。在疾病过程中，致病邪气与机体正气之间的盛衰变化，决定着病机的虚或实，并直接影响着疾病的发展变化及其转归。"未雨绸缪"，"未晚先投宿，鸡鸣早看天"，凡事预防在先，这是中国人谨遵的古训。"不治已病治未病"是早在《黄帝内经》中就提出来的防病养生谋略，是至今为止我国卫生界所遵守的"预防为主"战略的最早思想，它包括未病先防、已病防变、已变防渐等多个方面的内容，这就要求人们不但要治病，而且要防病，不但要防病，而且要注意阻挡病变发生的趋势，并在病变未产生之前就想好能够采用的救急方法，这样才能达到"治病十全"的"上工之术"。

　　中医学历来重视疾病的预防。一是未病养生，防病于先：指未患病之前先预防，避免疾病的发生，这是老百姓追求的最高境界。二是欲病施治，防微杜渐：指在疾病无明显症状之前要采取措施，治病于初始，避免机体的失衡状态继续发展。三是已病早治，防止传变：指疾病已经存在，要及早诊断，及早治疗，防其由浅入深，或发生脏腑之间的传变。另外，还有愈后调摄、防其复发：指疾病初愈，正气尚虚，邪气留恋，机体处于不稳定状态，脏腑功能还没有完全恢复，此时机体或处于健康未病态、潜病未病态，或欲病未病态，故要注意调摄，防止疾病复发。要想拥有健康的身体，就要学会预防疾病，做到防患于未然。

　　鉴于此，我们组织编写了"常见病预防与调养丛书"，本丛书以"未病应先防，患病则调养"的理念，翔实地介绍了临床常见的病因、病症和保健预防、调养等，帮助人们更加具体地了解常见疾病的相关知识。让广大读者远离疾病，做自己的健康管家！

　　"常见病预防与调养丛书"目前推出了临床常见病——糖尿病、高血压、高脂血症、肥胖症、脂肪肝、冠心病、妇科疾病、妊娠疾病、产后疾病、乳腺疾病、月经疾病、小儿常见病等疾病的预防与调养，未来还将根据读者需求，陆续出版其他常见病的预防与调养书册，敬请广大读者关注。

编者

2016 年 8 月

编写说明

·······················

　　随着高血压发病患者不断增多，大多数人对"高血压"已不再陌生。高血压病是人类最常见的心血管疾病之一。目前，我国高血压病患者已经超过1亿人，而且这个数字每年还在递增，高血压病已成为严重危害人类健康的疾病。

　　高血压和糖尿病一样，都属于生活方式疾病，因此它的预防、调养都与生活方式脱不了干系。也就是说，高血压是可以在生活中避免，也可在生活中康复的疾病。要维持血压正常且稳定，就要坚持内外调理。即在坚持服药和低脂、低盐饮食的同时，采取中医自然疗法以辅助和巩固药物治疗和食疗的作用，同时保持积极乐观的生活态度，坚持适量的运动，就可以达到防治高血压的目的。但是，对于高血压的发病原因、如何预防高血压、得了高血压应如何调养，这些问题很多人还没有完全了解，如果手边有一本这样的书，无异于请了一位"家庭医生"。基于此，我们编写了这本《高血压预防与调养》。

　　本书从认识高血压开始，详细介绍了高血压病的基础知识、高血压的预防及调养方案。主要包括：药物调养、饮食调养、运动调养、中医外治调养及生活调养等内容。

　　"爱心小贴士"从医生的角度，以一问一答的方式针对读者关心的预防、治疗以及生活中的注意事项等方面的疑问给出解答，方便读者找到适合自己的预防及调养方案。

　　本书实用性强，适合广大群众、高血压病患者及其家属阅读，也可供医护人员参考使用。

　　由于编写时间仓促及编写经验和学识有限，尽管编者尽心尽力，书中难免出现不足之处，恳请广大读者与专家提出宝贵意见，以便再版时修订提高。

编者

2016 年 8 月

目 录

第二章　高血压的预防　35

第三章　高血压的药物调养　79

第四章　高血压的食疗调养　97

第五章　高血压的运动调养　157

第六章
高血压的中医外治法调养　195

第七章　高血压的生活调养　255

第一章

....

认识高血压

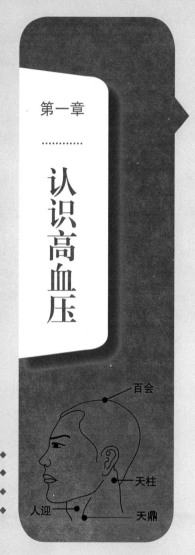

百会

天柱

人迎

天鼎

第一节 血 压

一、血压的形成

体循环动脉血压简称血压。血压是血液在血管内流动时，作用于血管壁的压力，它是推动血液在血管内流动的动力。由于血管分动脉、毛细血管和静脉，所以，也就有动脉血压、毛细血管压和静脉血压的概念。日常生活中所测量的血压一般是指动脉血压，也就是从大动脉（如肱动脉）上测得的血压值。

动脉血压又分为收缩压和舒张压。当心室收缩时，血液从心室流入动脉所产生的压力称为收缩压，此时血液对动脉的压力最大，因此也叫作"高压"；而当心室舒张时，动脉血管会产生弹性回缩，此时血液在体内的流动速度减慢，对血管壁的压力降低，血压也随之下降，此时的压力称为舒张压，也叫作"低压"。

国际上血压的计量单位是千帕（kPa）和毫米汞柱（mmHg）。千帕的计数方法误差大，影响数量的准确性，科研中主要使用毫米汞柱。我们也习惯用毫米汞柱来计量血压。千帕和毫米汞柱的换算公式是：1 千帕＝ 7.5 毫米汞柱，1 毫米汞柱＝ 0.133 千帕。

二、血压的生理作用

◎ 供应人体各器官组织一定的血流量

血压主要的生理作用是供应人体各器官组织一定的血流量，使各器官组织得到所需要的氧气和各种营养物质，并排出代谢的废物，以保持机体各种正常的生理功能。正像水由高处向低处流一样，血液也是由压力高的地方往压力低的地方流。所以，动脉血压必须维持一定的压力，和静脉血压之间有足够的压力差，才能保持器官组织有足够的血流，使机体维持正常的生理状态，否则就会诱发各种疾病，甚至致人死亡。如血压过高会造成心脏负担过重，容易出现心力衰竭；长期的血压过高也可使血管壁的结构发生变化，导致血管硬化，甚至血管破裂出血等。而血压过低，器官组织的血流供应不能保障，可出现相应器官组织的功能减退、缺血坏死甚至休克死亡。

◎ 协助机体调节器官血管的血流量

血压的另一个生理功能是协助机体调节器官血管的血流量。在各种不同的生理情况下，机体可以通过调节各器官的阻力血管的口径，改变其血流阻力，从而调节各器官的血流量，使心脏射出的血液在各器官之间的分配能适应当时情况下整个机体的需要。但是，这种调节的前提是血压不仅要有一定的高度，而且要保持相对稳定。也就是说，只有在血压相对稳定的情况下，某一器官的血管扩张才能使该器官的血流量相应地增加。如果某一器官的血管虽然扩张，但同时血压却明显降低，则该器官的血流量并不能增加，甚至可能降低。

三、血压的正常值

正常人的收缩压为 90～139 毫米汞柱，舒张压为 60～89 毫米汞柱，最理想的血压为收缩压低于 120 毫米汞柱，舒张压低于 80 毫米汞柱。

当收缩压达到 130～139 毫米汞柱、舒张压达到 85～89 毫米汞柱时，便被视为"血压正常高值"，血压达到此程度者，将来发生高血压的概率较高，若还有肥胖、嗜酒、过量食盐、糖尿病等情况，那么患高血压的概率又会提高许多，因此这几类人要提高警惕。

通常来说，人体的正常血压是收缩压 90～139 毫米汞柱、舒张压 60～89 毫米汞柱，但是上下肢之间、双侧上肢或下肢之间的血压是有差别的，不同人、不同时间的血压都可能有差别。

四、导致血压升高的因素

目前认为，高血压的发病是在一定的遗传基础上由于多种后天因素的作用，使正常血压调节机制失常所致。即使在一天之内，血压也在经常变动。影响血压的因素较多，了解与产生高血压有关的因素，可以明显降低高血压病的发病率。

◎ 年龄

新生儿的收缩压仅为 40 毫米汞柱左右，1 个月的婴儿为 70 ~ 80 毫米汞柱；青年人的血压通常已达到成年人的血压平均值即 120/80 毫米汞柱。此后，随着年龄的增长，血压有上升的趋势，但正常的血压应维持在 140/90 毫米汞柱以下。老年人的血压容易波动，精神上的小刺激就可使血压升高，所以测量老年人血压时应多测量几次，才能得到一个比较可靠的血压值。

◎ 性别

50 岁以前男性的血压略高于女性；50 岁以后的女性由于受绝经期等诸多因素的影响，血压略高于男性。

◎ 体位因素

正常人的血压随体位不同而发生变化，立位时血压高，坐位次之，卧位最低。一般情况下，正常人卧姿的收缩压比站姿时低 10 ~ 20 毫米汞柱，舒张压可低 5 ~ 10 毫米汞柱。

◎ 情绪

情绪的急剧改变，如兴奋、惊恐、忧虑、精神紧张等，可使血压升高；而满足、安心、幸福等心境可使血压降低。一般情况下，影响情绪的因素一经解除，血压便迅速回到原来的水平。因此，调节好情绪有利于高血压的防治。

◎ 运动

缓慢而适宜的运动，可扩张周围小血管，使血压略有下降，这对高血压的稳定是有利的。但剧烈的运动和重体力劳动可使血压升高，稍事休息后，血压即可恢复正常。

◎ 消化

人在进食时血压通常可增高 5 ~ 8 毫米汞柱，且可持续 1 小时左右。舒张压通常不受影响或稍下降，这是由于在消化时，分布于腹腔内脏的血管扩张的缘故。

◎ 季节变化

血压在寒冷的冬季容易上升，因为在冬天，人体的皮肤受到寒冷的刺激，血管会发生收缩，使内脏的血容量增多，人们的血压普遍都有不同程度的升高，而高血压病患者的血压则上升得更为明显。在气温较高的夏季则会有所下降。

五、血压上升的机理

决定血压高低的因素主要有两个：

◎ 血流量

剧烈运动时需要更多氧气，或是紧张、感到压力时，血液需求量就会增多。在高血压的最初期，因心脏活动过度，血流量也会增多。血液需求量增多，心脏就必须送出更多的血液，血压自然就上升。

◎ 血管阻力

血管能够对血液的流动产生阻力，细微的动脉阻力很大，血液通过时需要巨大的压力就会导致血压上升。

当然，血压的高低不仅仅是由这两点决定，血液本身就具有一定的黏稠性，不能像清水一样轻快流淌，血液为了能够维持全身循环，本身也需要一定的压力。

第二节　高血压

一、什么是高血压

　　我国采用的高血压诊断标准曾多次修订，目前我国采用的是1999年世界卫生组织和国际高血压学会推荐的高血压诊断标准，具体规定如下：在未服降压药的情况下，收缩压≥140毫米汞柱和（或）舒张压≥90毫米汞柱，即为高血压。

　　收缩压为130～139毫米汞柱，舒张压为85～89毫米汞柱，为正常高值。正常高值是指处于正常血压与高血压之间的一种状态，一旦高于正常高值，就成为高血压。

　　诊断高血压时，必须多次测量血压，至少有连续两次收缩压或舒张压的平均值超过140毫米汞柱或90毫米汞柱，才能确诊为高血压，仅一次血压升高不能确诊。

二、高血压病的病因

　　高血压病的病因是多种多样的。研究发现，除了年龄、性别对血压有影响外，体重、饮食习惯、精神心理状态、社会职业以及遗传等都是引起高血压病的重要因素。在认识高血压病的发病机制上，中西医有许多共通的地方，对有效地防治高血压病具有重要的指导意义。

　　西医对高血压病的诊断有较为明确的标准，对其病因也有多方面的认识，不仅有流行病学调查资料，而且还有相当数量的实验研究报告，并且认为：高血压病与饮食结构、生活习惯密切相关，如长期膳食不当、肥胖、抽烟、酗酒、性格暴躁、缺乏适当运动等，都会导致高血压病的产生。现简要介绍几种影响因素，如能有效地控制以下重要环节，则可明显地降低或减少高血压病的发病率。

◎ 遗传因素的影响

目前多数人认为高血压病是一种多因子遗传性疾病。有报道，高血压病患者的成人兄弟姐妹中65%可患高血压病，其中单卵双生子比其他亲属间血压相关性更高。而且本病又与环境因素有关，如果父母都有高血压病，其子女在相同或相似的环境中生活，高血压病发生率可高达46%。

◎ 膳食和营养的影响

膳食是影响血压高低的重要因素，膳食成分与血压的关系极大，膳食不当会直接诱发高血压病。

（1）钠盐摄入过量 过量的钠在循环系统中能使血压升高，人体的钠来源绝大部分取自于食盐（即氯化钠）。钠能吸引并保持血液中的水分，人体生理所需的钠，每升血液最低限量为200～250毫克。调查显示，我国人群的食盐摄入量普遍高于西方国家，尤其是北方人，平均每天摄盐量约为12～18克，南方人也至少每天6～8克。一般人的食盐消耗量，每天10～15克，这实际已大大超过生理需要量。俗话说"南甜北咸，疾病根源"。临床研究资料表明：降低食盐的摄入，能使高血压病患者的血压降低。根据世界卫生组织调查，我国人群日均摄钠量每增加1克，平均收缩压增高2毫米汞柱（0.28千帕），舒张压约增高1.7毫米汞柱（0.23千帕），这一点已引起人们的关注和重视。

（2）缺铬 动脉粥样硬化症与高血压病被认为是一对儿姐妹病，常相伴发生。现代医学研究证实：大、中动脉（包括小动脉在内）粥样硬化，其动脉壁可发生许多变化，如动脉内膜和中层变厚，胶原蛋白、弹性蛋白、脂质和钙含量增加，内膜表面不规则和内膜下间隙的细胞浸润。上述病理改变可导致大（以及中、小）动脉变硬，弹性减退，舒张顺应性下降。因此，无论心输出量正常或降低，随着年龄增长，其收缩压均逐步升高，脉压差增大，从而导致（逐步形成）高血压病。药理研究表明：缺铬是导致动脉粥样硬化的主要原因。有资料报道，在一些以粗粮为主食、常吃粗面粉、蔗糖摄入不多的国家，动脉粥样硬化就比较罕见。实验研究报告还指出：当铬的补偿足够充分时，动脉粥样硬化的状况会明显地改善，病情中止发展。美国知名科学家 H.A. 施罗德曾大声疾呼：避免动脉粥样硬化－高血压－糖尿病综合征最有效的方法是预防。多食粗粮、粗面粉，少吃精米、精面粉；多食用含灰分高的原糖（如红糖等），少吃精制糖（如白糖等），避免机体缺铬。

（3）高镉　高血压病是美国和其他一些国家最常见的慢性病之一，又是某些（但不是所有的）原始地区中最罕见的疾病之一。这个问题引起了科学家们的极大关注。在动物实验研究中发现，只有给镉的那些动物出现了与人的高血压病完全一样的症状，即心脏扩大、肾血管病变、血压升高以及动脉粥样硬化的病情加重等。镉积聚在人和大鼠的肾脏、动脉和肝脏内，在这些组织中镉干扰着某些需要锌的酶系统。镉对肾组织比锌有更大的亲和力，因而能置换锌，这样就改变了依靠锌的那些反应。镉也能被血管所结合。研究结果表明：肾脏内镉含量与锌含量的对比关系的变化是引起高血压病的一个直接原因。研究中还发现，给大鼠注射一种对镉的专一性很强的螯合剂（与镉结合的能力强于与锌结合的螯合剂），可以从大鼠肾脏中除去一部分镉，代之以锌。经过这样的处理后，高血压病就能在一个晚上治愈。过于精制的食物和食品、通过镀锌铁管（白铁管）等的自来水、污染的空气是高镉的主要来源。

（4）钙的缺乏　研究资料表明，钙是控制高血压病的一种重要营养剂。有学者通过对年龄范围为 18 ～ 74 岁的 10372 人作营养成分与血压关系的研究结果表明，降低膳食中钙、钾、维生素 A 和维生素 E 的摄入，都能引起血压的升高。一贯低钙的膳食，是造成高血压病的重要原因。研究中还发现，膳食中含钙量高的一组，血压最低。

（5）脂肪摄入过多　脂肪摄入过多与肥胖有密切联系，在膳食中脂肪过多摄入也会引起血压升高。动物药理研究表明：脂肪能使红细胞黏附在一起，从而使它们在通过血管时产生很大的阻力，而且，过量的脂肪也会使血压控制机制产生变化。当摄入的脂肪量降低后，血压也就会下降。

◎ **不良生活习惯的影响**

（1）**嗜烟**　现代医学研究发现，吸烟与不吸烟者的高血压病患病率有显著差别。吸一支烟后有时收缩压可以增加 10 ～ 25 毫米汞柱（1.3 ～ 3.3 千帕），每分钟心搏可增加 5 ～ 20 次。有学者研究证明，对血压影响最大的是尼古丁，它可以兴奋血管运动中枢，引起小动脉血管痉挛，血管壁脂肪沉积，并使小动脉收缩，从而增加血流阻力，导致血压升高。研究结果还表明，纸烟的烟雾也含有相当多的镉，其中大部分被摄入体内。对于血压不稳定的非高血压病患者（如临界高血压），吸烟后其收缩压有时竟可上升 30 毫米汞柱（4.0 千帕）。吸烟者极易发生恶性高血压病，其危险性为不吸烟者的 3 倍。

（2）**酗酒**　国内外的研究表明，经常饮酒超过一定限度时，可致血压升高。美国学者通过长期观察得出的结论是：每日饮酒 32 克以上者，其收缩压较不饮酒者高 5 毫米汞柱（0.67 千帕），舒张压高 2 毫米汞柱（0.27 千帕）。由此可见，少饮酒或禁酒也是预防高血压病的有效措施之一。

（3）**情绪波动**　人们都知道，在外界的激发因素作用下，情绪波动会很大，或激动，或生气，或性格暴躁，或精神过度紧张。由于神经系统及内分泌体液因素控制失调，血管壁中的平滑肌收缩力加强，引起周身小动脉的管径变窄，增加了血液流动的压力，导致血压增高；而且，如果不正确对待，高血压病本身也会产生情绪紧张和忧虑。临床研究资料表明，有相当一部分高血压病患者经过心理监护，调节机体内在的平衡，应用非药物调养的综合措施，不仅高血压病的临床症状得到了改善，而且机体的抗病能力也明显提高。

三、高血压病的临床表现

高血压病的症状较为复杂，往往因人而异。高血压病早期，多无症状或者症状不明显，在确诊为高血压病的患者中，有将近 40% 可没有自觉症状；晚期，症状多与不同程度的动脉粥样硬化及其并发症有关。

高血压病早期，可出现类似神经官能症的症状，如头痛、失眠、健忘、烦躁、耳鸣、易疲劳等。随着病情的发展，血压可逐渐升高，并趋向持续，此时血压的波动幅度较小。当高血压病发展到损害内脏器官而出现心、脑、肾并发症时，会出现手足麻木、短暂的失语偏瘫、昏睡、昏迷、抽搐、咳喘、不能平卧以及水肿等。

◎ 头痛、头重

头痛是高血压最常见的症状。高血压头痛有以下几个特点：疼痛部位通常在后脑部，或两侧太阳穴部位；痛状呈跳动性，程度较为厉害；颈后部可有搏动的感觉。

有的患者也可以出现头部的沉重感或者是压迫感。这种症状在早晨起床之后较为明显，在洗脸或者吃完早饭之后会有一些缓解。剧烈运动时又会加重。

◎ 头晕

头晕也是高血压的常见症状。有的人经常头晕失眠，到医院检查之后才发现是高血压。高血压患者感觉头晕，脑子里面嗡嗡响，还会出现失眠，焦虑烦躁，无法集中注意力。

◎ 心悸

心悸，就是患者心中发慌、感觉心脏跳动不安的一种症状。心悸分为两种，一是由于外部环境的刺激所引起的心慌心跳叫"惊悸"，二是由于内部因素如气血不足所引起的叫"怔忡"。惊悸在高血压初期较为常见。

◎ 注意力不集中，记忆力减退

早期多数不明显，但随着病情发展而逐渐加重，主要表现为注意力容易分散，不能集中；记忆力减退，很难记住近期发生的事情，而远期记忆力不受影响。

◎ 烦躁、心慌、失眠

大多数高血压病患者性情较为急躁，遇事容易激动。有的患者早期出现睡眠障碍，但不一定在偶然一次就诊时就发现血压不正常，需多次反复测量才能确定。睡眠障碍包括3种情况：①入睡困难，早醒，多梦，梦幻等。②睡眠时对周围环境的微小刺激特别敏感，如光亮、声响、睡眠环境改变等。③有时似睡非睡，达不到真正的休息效果。

◎ 手脚麻木

有一些高血压病患者，常会有手指麻木和僵硬感，也有的在手臂皮肤上出现如蚂蚁爬行的感觉，或双下肢对寒冷特别敏感，走路时腿部疼痛明显。部分患者由于颈背肌肉酸痛、紧张，常被误诊为肌肉劳损、风湿痛等。这些现象的存在，是因为血管收缩或动脉硬化，肢体或肌肉供血不足而致。

◎ 肾脏病变

长期高血压可导致肾小动脉硬化，还可出现尿频、蛋白尿等症状。

◎ 健忘耳鸣

高血压引起的耳鸣通常是双耳耳鸣，持续时间比较长。高血压患者过了初期之后，很可能会出现健忘耳鸣的状况。记忆力衰退，耳朵里面出现响声。这些状况一方面是高血压、血管硬化、脑部供血不足引起的，另一方面可能与神经衰弱有关。

◎ 出血

其中以鼻出血较为多见，其次是眼底出血、结膜出血、脑出血。

◎ 肌肉酸痛

很多高血压患者会出现颈部、背部肌肉酸痛紧张，无法舒展的情况，还会经常被误诊为神经炎、风湿痛等。这些症状都是由于血管收缩或者动脉硬化导致的。

◎ **舌象、脉象**

高血压患者的舌质表现为色红或者淡红、暗红，或者有瘀点、瘀斑，舌苔黄或白腻。一般以舌质红、苔白腻或者黄腻较为常见。

四、高血压的分类

◎ **按病因分类**

（1）**原发性高血压**　其发病机制目前还不完全明了，主要在排除了其他疾病导致的高血压后才能诊断为原发性高血压。原发性高血压也叫高血压，约有 95% 的高血压患者归属于此类。

（2）**继发性高血压**　是指继发于其他疾病或原因的高血压，血压升高仅是这些疾病的一个临床表现。继发性高血压也是指有着明确病因的高血压。引起继发性高血压常见的原因有：肾脏病变、大血管病变、妊娠高血压综合征、内分泌性病变、脑部疾患和药源性因素。

◎ **按病程的缓急分类**

（1）**缓进型高血压**　其突出特点是病情进展缓慢，血压升高慢，且波动范围不大。一般情况下，收缩压小于 23.94 帕（180 毫米汞柱），舒张压小于 16.0 千帕（120 毫米汞柱）。缓进型高血压早期多无症状，偶尔体检时发现血压增高，或在精神紧张、情绪激动或劳累过后有头晕、头痛、眼花、耳鸣、失眠、乏力、注意力不集中等症状，可能是高级精神功能失调所致。不过缓进型高血压的病程很长，对于心、脑、肾的损害是一个缓慢的过程，短期内不会引起严重的并发症，可以通过一两种降压药物控制血压到正常范围。缓进型高血压也被称为良性高血压。

（2）**急进型高血压**　其突出特点是病情进展急骤，属于高血压急症的范围。少数高血压患者在疾病发展过程中或在某些因素作用下，短期内病情急剧恶化，血压明显升高。一般情况下收缩压会超过 26.6 千帕（200 毫米汞柱），舒张压超过 16.0 千帕（120 毫米汞柱）。急进型高血压不仅会引起严重的头痛、头晕、视物模糊甚至失明，还会引起头、脑、肾的严重并发症。急进型高血压也被称为恶性高血压。

◎ 按病患的年龄分类

（1）**儿童高血压**　主要是由于遗传因素、肥胖、高盐饮食、饮酒、吸烟和噪声污染等原因引起的，而且多表现为继发性高血压。

（2）**更年期高血压**　最主要是由于脾气暴躁导致体内肾上腺素等分泌过多引起的，同时也与不良饮食习惯有一定关系。

（3）**老年人高血压**　比较普遍，发病率达到 40% 到 45%。老年人高血压在临床上的表现为血压波动较大，特别是收缩压，高峰值在早上 6 点到晚上 10 点，容易发生体位性低血压，要避免在短时间内大幅降压，以免发生心力衰竭，合并其他的慢性病。

◎ 按血压水平分类

按照血压的水平可以分为 6 个不同的水平层次，它们分别是正常血压、轻度高血压、亚型高血压（临界高血压）、中重度高血压、单纯收缩性高血压和临界收缩期性高血压。

这六个血压水平是 1993 年世界卫生组织和国际高血压联盟提出来的，同时还有一定的划分标准。正常血压的收缩压小于 140 毫米汞柱，舒张压小于 90 毫米汞柱；轻度高血压的收缩压为 140 ~ 180 毫米汞柱，舒张压为 90 ~ 105 毫米汞柱；临界高血压的收缩压为 140 ~ 160 毫米汞柱，舒张压为 90 ~ 95 毫米汞柱；中重度高血压的收缩压大于或等于 180 毫米汞柱，舒张压大于或等于 105 毫米汞柱；单纯收缩期性高血压舒张压大于或等于 160 毫米汞柱，舒张压小于 90 毫米汞柱；临界收缩期性高血压的收缩压为 140 ~ 160 毫米汞柱，舒张压小于 90 毫米汞柱。

◎ 按血压的危险水平分类

按照血压对心血管的绝对危险水平分级，可以分为低危组、中危组、高危组和很高危组。这个分级对于中国高血压的临床工作具有很大的指导作用。

根据血压升高的不同，高血压分为三级：

临界高血压：收缩压 140～150 毫米汞柱；舒张压 90～95 毫米汞柱；

一级高血压（轻度）：收缩压 140～159 毫米汞柱；舒张压 90～99 毫米汞柱；

二级高血压（中度）：收缩压 160～179 毫米汞柱；舒张压 100～109 毫米汞柱；

三级高血压（重度）：收缩压 ≥ 180 毫米汞柱；舒张压 ≥ 110 毫米汞柱。

单纯收缩期高血压：收缩压 ≥ 140 毫米汞柱；舒张压 ＜ 90 毫米汞柱。

普通高血压患者的血压应该降至 140/90 毫米汞柱以下，老年人的收缩压降至 150 毫米汞柱以下，有糖尿病或肾病的高血压患者血压降至 130/80 毫米汞柱以下。

五、高血压的分级与分期

◎ 分级

1997 年世界卫生组织和国际高血压病学会（WHO/ISH）规定的高血压分类（1997，JNC VI）见表 1-1。

表 1-1　血压水平的定义和分类（WHO/ISH）

类别	收缩压（mmHg）	舒张压（mmHg）
理想血压	＜ 120	＜ 80
正常血压	＜ 130	＜ 85
正常高值	130～139	85～89
一级高血压（"轻度"）	140～159	90～99
临界高血压	140～149	90～94
二级高血压（"中度"）	160～179	100～109

类别	收缩压（mmHg）	舒张压（mmHg）
三级高血压（"重度"）	≥ 180	≥ 110
单纯收缩期高血压	≥ 140	< 90
临界收缩期高血压	140 ~ 149	< 90

注：当收缩压和舒张压分别属于不同分级时，以较高的级别作为标准

◎ **分期**

高血压的分期是根据患者心、脑、肾等重要器官的损害程度来划分的，临床上可分为三期，下表是 1997 年世界卫生组织与国际高血压病学会（WHO/ISH）规定的高血压分期（1997，JNC VI）。

按靶器官损害程度分期见表 1-2。

表 1-2　血压按靶器官损害程度分期（WHO/ISH）

一期	无器官损害表现
二期	至少有一项器官损害表现 （1）左心室肥厚（X 线片、心电图、心脏超声证实） （2）视网膜动脉变窄 （3）蛋白尿和（或）血肌酐轻度升高（106 ~ 177 μmol/L） （4）超声或 X 线显示有动脉粥样硬化斑块（颈动脉、主动脉、髂动脉、股动脉）
三期	出现器官功能衰竭的临床表现 心：心绞痛、心肌梗死、心力衰竭 脑：短暂脑缺血发作（TIA）、脑卒中、高血压脑病 眼底：视网膜出血、渗出物伴或不伴有视盘水肿 肾：血肌酐 > 177 μmol/L，肾衰竭 血管：动脉夹层、动脉闭塞性疾病

六、原发性高血压的临床类型

原发性高血压大多起病缓慢，进展缓慢，病程可长达十余年甚至数十年，症状轻微，逐渐导致靶器官损害。根据其临床表现的不同，可以将原发性高血压分为如下几种临床类型。

◎ 恶性高血压

1% ～ 5% 的中、重度高血压病患者可发展为恶性高血压，以肾小动脉纤维样坏死为其突出的病理特征。临床有以下 5 个特点：

（1）发病年龄较轻，多见于中、青年，发病比较急骤。

（2）肾脏损害突出，表现为持续性蛋白尿、血尿及管型尿，并且可以伴有肾功能不全。

（3）血压显著升高，舒张压持续 ≥ 130mmHg。

（4）可有头痛，视物模糊，眼底出血、渗出和视盘水肿等临床表现。

（5）病情进展迅速，如果得不到及时有效的治疗，常死于脑卒中、肾衰竭或者心力衰竭。

◎ 高血压危重病症

（1）**高血压脑病**　是指在高血压病程中发生急性脑血液循环障碍，引起脑水肿和颅内压增高而产生的临床征象。表现为严重头痛、呕吐、神志改变；病情较轻者可仅有烦躁、意识模糊，严重者可发生抽搐、昏迷、癫痫样发作等。高血压脑病发生的机制可能是过高的血压超出了脑血管的自身调节能力，导致脑灌注过多，液体渗入脑血管周围组织，引起脑水肿。

（2）**高血压危象**　指在高血压病程中，由于周围血管阻力的突然升高，血压明显升高，出现头痛、烦躁、眩晕、恶心、呕吐、心悸、气急及视物模糊等症状。血压以收缩压显著升高为主，也可伴随舒张压升高。发生机制为交感神经活动亢进，血液循环中儿茶酚胺含量升高所致。

◎ 老年人高血压

年龄超过 60 岁达到高血压诊断标准者即为老年人高血压。临床特点为：

（1）半数以上以收缩压升高为主，即单纯收缩期高血压（收缩压

≥ 140mmHg，舒张压＜ 90mmHg）。

（2）老年人高血压病患者心、脑、肾等重要器官常有不同程度损害，靶器官并发症如心力衰竭、心肌梗死、脑卒中和肾功能不全比较常见。

（3）老年人压力感受器敏感性减退，对血压的调节功能降低，容易造成血压波动及直立性低血压。因此，在使用降血压药物治疗时要密切观察血压变化。

◎ 儿童和青少年高血压

儿童和青少年高血压的诊断标准与成人不同，以等于或超过同年龄、同性别血压的 95% 可信区间为诊断标准。治疗上以调节生活方式为主，用药应慎重，应从小剂量开始。

◎ 妊娠期高血压

妊娠期高血压，主要表现为先兆子痫和子痫两种形式。先兆子痫主要见于初产妇，孕 20 周以上，高血压伴蛋白尿、水肿。紧急降压可用硝苯地平、拉贝洛尔和肼屈嗪。对于孕妇出现妊娠期高血压时，原则上采用自然疗法降压较为稳妥。

七、高血压病的诊断标准

世界卫生组织 1999 年制定了新的高血压诊断标准，即非同日 3 次测压后，按血压值的高低分为理想血压、正常血压、正常高值及确诊高血压。

◎ 理想血压

收缩压低于 120 毫米汞柱，舒张压低于 80 毫米汞柱，而又非低血压者，视为理想血压。

◎ 正常血压

收缩压低于 130 毫米汞柱，舒张压低于 85 毫米汞柱。

收缩压在 130 ～ 139 毫米汞柱之间，舒张压在 85 ～ 89 毫米汞柱之间。

◎ 确诊高血压

收缩压高于或等于 140 毫米汞柱，舒张压高于或等于 90 毫米汞柱。

其中保留了临界高血压及单纯收缩期高血压，收缩压在 140 ～ 149 毫米汞柱之间，舒张压在 90 ～ 94 毫米汞柱之间，为临界高血压；收缩压高于或等于 140 毫米汞柱，舒张压低于 90 毫米汞柱为单纯收缩期高血压。

强调高血压是人为划定的界限，而血压水平与心血管危险呈持续相关并无特定的分界线，对特定病例的治疗应取决于总的心血管病危险，而非单纯的血压水平，所谓"轻度"高血压总体上并不一定是良性过程。

高血压的诊断标准随着人们对血压的进一步认识而改变，过去认为随着年龄的增长，收缩压与舒张压均有增高的趋势，不同的年龄组其数值是不同的，尤以收缩压更明显。而现在已证明，收缩压的水平与心血管事件的发生与舒张压水平相比更为密切，无论哪个年龄组，收缩压超过 140 毫米汞柱都会增加脑卒中、心肌梗死和肾衰竭的危险性和病死率。

八、高血压的易患人群

高血压病和其他病症一样，也有易发人群。

◎ 超重和肥胖者

衡量一个人的体重是否合适的标准之一是体重指数（BMI）。体重指数是通过体重除以身高的平方计算出来的。正常情况下，中年男性为 21 ～ 24.5，中年女性为 21 ～ 25。

超重和肥胖是高血压发病的重要因素。通过体重指数，我们可以更好地控制高血压。据调查，体重指数每增加 1，则 5 年内确诊的高血压患者数增高 9%。随着生活水平的提高，中国人的平均体重均值以及超重率有逐渐增高的趋势。

衡量一个人是否在肥胖行列，另一个指标就是腰围。如果一个男性的腰围超过了 102 厘米，女性的腰围超过了 88 厘米，再加上体重也超过正常范围，那么他患高血压的概率要比那些指标都正常的人高一些。

因此，为了自身的健康，如果已经有肥胖的趋势，那么一定要通过运动和饮食来调节，保持自身的健康。

◎ 吸烟者

香烟是健康的敌人，科学家通过调查发现，吸烟不仅可以引起肺癌、慢性支气管炎等呼吸系统的疾病，而且也是高血压、脑卒中、冠心病的主要危险因素。烟雾中含有一氧化碳、尼古丁等有害物质，吸入人体之后，会引起动脉内膜损伤和动脉粥样硬化，另外还会增加血液的黏稠度和血流阻力，从而使血压升高。

◎ 经常大量饮酒者

研究表明，大量饮酒会使血压升高，同时使冠心病、中风的发病和死亡率增加。例如，过度饮酒很可能导致血管严重痉挛，从而引发急性心肌缺血。因此，提醒大家，千万不要大量饮酒。

◎ 有高血压家族史者

遗传基因被认为是引发高血压的一个重要原因，现代研究表明，在高血压患病因素中，遗传因素约占 30%。有高血压家族史的人，又有不良嗜好或受不良的刺激，容易发生高血压。调查表明，双亲若一方有高血压，则子女患病率会高出 1.5 倍；双方都有高血压，则子女患病率会高出 2 ~ 3 倍，约 60% 的高血压病患者有家族史。

◎ 压力过大者

精神压力是引发高血压的一大诱因。一个人长期处于精神紧张状态或常受精神刺激或性格急躁等，都容易引起高血压的发生或者血压波动。长期精神紧张的情况主要有两种，一种是用脑过度造成的紧张，如脑力劳动者；另一种是因为职业关系需要高度集中注意力，如司机。轻松快乐地生活，发展有益身心的爱好，营造和谐舒畅的生活环境，有助于维持正常的血压。

◎ 年长者

通常情况下，血压会随年龄增长而升高。随着年龄的增长，大动脉血管弹性变差，因而收缩压随之增高；持久的高血压又会使动脉壁损伤和变化，加重动脉硬化，二者互为因果关系，因此老年人容易发生高血压。

◎ 有不良饮食习惯者

中国人食盐的摄入量普遍高于西方国家。北方为每天 12 ～ 18 克，南方为每天 6 ～ 8 克。研究表明，膳食中平均每人每天摄入食盐每增加 2 克，收缩压和舒张压分别增高 0.267 千帕（2.9 毫米汞柱）和 0.16 千帕（1.2 毫米汞柱）。

此外，膳食中含钙量不足也可使血压升高，而且当膳食中钙含量较低时，可能促进钠升高血压的作用。

有调查显示，平均每人每天摄入动物蛋白质热量每增加 1 个百分比，高压以及低压可分别降低 1.2 千帕（0.9 毫米汞柱）和 0.93 千帕（0.7 毫米汞柱）。

因此在生活中，饮食宜清淡，同时要摄入足量的钙和动物蛋白质。

了解高血压的易患因素，对预防高血压的发生有很大的帮助。在日常生活中，应尽量克服这些可改变的因素，降低高血压的患病率。对于已患有高血压病的患者，可通过自身调节，使血压得到控制。

血压降到什么状态最理想?

··

　　高血压病患者药物降压治疗的目的,是为了减少和防止并发症的发生;而已患有心、脑、肾并发症的高血压病患者,在降压的同时,还必须考虑到组织的血液供应能否满足靶器官的需要。因此,降压的程度和速度,也是一个十分重要的问题。

　　血压水平是否适宜,应视患者的年龄、高血压的严重程度、有无并发症及是否患有其他疾病等综合判断。

　　(1)老年高血压病患者因为小动脉硬化,一般以收缩压单独升高为主要表现,使收缩压逐步下降到150～160毫米汞柱,并维持在此水平即可。若同时伴有舒张压升高,则宜将舒张压控制在85～90毫米汞柱,如果患者年龄超过80岁,而舒张压升高不明显,可以视情况采取相关措施。

　　(2)一般高血压病患者若没有严重并发症者,可将血压降至正常范围,即140/90毫米汞柱。

　　(3)儿童及青少年高血压应将舒张压控制在90毫米汞柱以下。儿童及青少年对高血压的耐受性较强。一般不易发生脑卒中和心肌梗死等,降压治疗不必过速,数周或数月将血压降至正常即可,并应将治疗的重点放在寻找高血压的病因上。

　　(4)若病程长,并发有冠心病的患者,舒张压不宜降至90毫米汞柱以下,以免诱发急性心肌梗死。

　　(5)合并有脑供血不足,或肾功能不全,降压不宜过低,并应遵循逐步降压的原则。

　　(6)对于需要立即降压处理的高血压急症,如高血压脑病、急性左心衰竭并发肺水肿、急性心肌梗死等,一般应在1小时内给予降压。但降压幅度应有一定限度,一般不超过25%～30%,或根据治疗前水平,使收缩压下降50～80毫米汞柱,舒张压下降30～50毫米汞柱,不要求迅速降至正常。

　　(7)高血压并发糖尿病时,为了延缓糖尿病小血管病变的进展,血压可适当降低些,具体要求:舒张压大于100毫米汞柱者,降到90毫米汞柱;舒张压为90～100毫米汞柱者,进一步降低10毫米汞柱,最好能降至120/80毫米汞柱。

九、高血压危象

高血压过程中由于某种诱因如神经过度紧张、精神创伤等，使血压急剧升高、病情急剧恶化而引起的一系列神经－血管加压性危象及某种器官性危象症状，称为高血压危象。高血压危象是发生在高血压病患者病程中的一种危急的临床现象。它在原有的高血压基础上，因某些诱因使周围小动脉发生暂时性强烈痉挛，引起血压进一步的急剧增高，从而出现一系列血管加压的表现，如果不及早发现、积极治疗，可在短时间内发生多个器官或单个器官的不可逆损害，是一种严重危及生命的临床综合征。

高血压危象既可发生在缓进性高血压的基础上，也可发生在急进性高血压的基础上，既可发生于原发性高血压病患者，也可发生于继发性高血压病患者如肾实质性高血压、妊娠高血压综合征、肾血管性高血压和脑出血等。

那么，高血压危象时的血压值是多少呢？ 通常来说，指收缩压达到或超过 200 毫米汞柱，舒张压达到或超过 130 毫米汞柱。发生高血压危象时，小动脉急剧痉挛，可引起各种脏器的损害。

高血压危象是一种很严重的状态，如不及时进行救治，许多人会出现严重的后果，甚至死亡。

◎ **临床表现**

（1）**高血压急症** 高血压急症是指血压严重升高（血压＞180/120毫米汞柱）并伴发进行性靶器官功能不全的表现。高血压急症包括：高血压脑病、颅内出血、急性心肌梗死、急性左心衰竭伴肺水肿、不稳定型心绞痛以及主动脉夹层等。高血压急症需要立即进行降压治疗，以防止靶器官的进一步损害。

（2）**高血压亚急症** 高血压亚急症是指血压严重升高（血压＞180/120 毫米汞柱），但是不伴有靶器官损害。

◎ **注意事项**

（1）血压升高达到或超过 200/130 毫米汞柱时，首先服用镇静药如地西泮（安定）、硝西泮等，安静卧床，必要时含服硝苯地平 5 毫克，监控血压，并及时送医院就诊。

（2）原已有过脑出血的患者血压再度升高时，要防止脑出血再发，应及时送医院治疗，尽快将血压控制在 150/85 毫米汞柱左右。

（3）脑血栓患者血压增高时不宜降得太低，先保持在 150/100 毫米汞柱左右，以免血压降得太低使脑血流量过度减少，导致病情复发或加重。

（4）冠心病患者血压一时升高时，其血压也不应降得太低，最好维持在 130/85 毫米汞柱，虽然血压过高会加重心脏的负担，使心肌耗氧量增加，但血压太低时也可影响冠脉灌注，加重心肌缺血。经上述处理后病情会好转，每天适当调整服用抗高血压药的量，直至血压维持在较平稳水平。如果血压控制仍不理想，则应去医院做进一步的诊治检查，以免病情进一步恶化，导致高血压危象。

◎ **诊断要点**

（1）有高血压病史。

（2）血压突然升高，收缩压达 200 毫米汞柱，舒张压达 130 毫米汞柱。

（3）有剧烈头痛、眩晕、恶心呕吐、视物模糊、神志改变等临床表现。

（4）并发心、脑、肾功能损害的表现之一。

（5）症状持续时间短暂。

高血压危象的家庭应急处理有哪些措施？

（1）绝对卧床休息，低盐、低脂及低热量饮食，多吃蔬菜、水果，避免情绪激动。

（2）口服地西泮10毫克，每天1次，以达到镇静作用。

（3）马上口服快速抗高血压药物如硝苯地平或尼卡地平10毫克，舌下含化。

（4）抽搐、昏迷者应专人护理，及时清除鼻腔及口腔内分泌物，保持呼吸道通畅。

（5）心力衰竭者应取端坐位。

第三节 一些特殊的"高血压"

一、顽固性高血压

绝大多数高血压病患者，在用了三种不同种类的全剂量抗高血压药后，血压是能够控制到正常水平的，即140/90毫米汞柱以下。如果血压还降不下来，临床上称为"顽固性高血压"。"顽固性高血压"多见于老年人、肥胖者、肾功能不良者或继发性高血压病患者。

老年高血压中约有1/2为单纯性收缩期高血压，这是高血压治疗中的一个难点。研究发现，舒张压小于60毫米汞柱，心肌梗死发生率为32%；舒张压为60～70毫米汞柱，心肌梗死发生率为16%；舒张压为70～90毫米汞柱，心肌梗死发生率为8%～9%；舒张压为90～100毫米汞柱，心肌梗死发生率为14.2%。因此，舒张压过高或过低，尤其是过低，会导致老年人心血管意外的危险性增加。

肥胖高血压病患者的治疗也是一个"老大难"。不少中年患者来就诊时体重90～100千克，伴有高血脂、脂肪肝、血尿酸高、血糖高（糖尿病或糖耐量异常）……常常服三种或三种以上的抗高血压药，血压仍难以降到正常。事实上，他们存在的问题已不单是降血压问题，其根本问题是肥胖。只有把体重降下来，血压才能得到控制。

肾功能不良者或继发性高血压病患者用了多种抗高血压药后，如果血压还是降不下来，要到医院查一下肾功能、血电解质、尿常规及心、肾、肾上腺。有些高血压病患者可能患有继发性高血压，例如，肾上腺长了小肿瘤或肾动脉被脂质斑块堵塞等。因此，建议及时检查，以免延误治疗。

顽固性高血压的诊断应重视动态血压监测。此外，应将临床病史、检查结果以及实验室和诊断技术有机结合，细致分析，找出引起顽固性高血压较复杂、较隐蔽的真正原因。

二、白大衣高血压

白大衣高血压（WCH）又称"诊所高血压"，是指有些患者在医院由医务人员测量血压时其血压值总是较高，但在家自测血压或 24 小时动态血压监测时其血压值升高程度较小或血压基本正常。

这是由于患者见到穿白大衣的大夫后精神紧张，血液中就会出现使心跳加快的儿茶酚胺，同时也使某些血管收缩，增加外周阻力，从而导致血压上升。这种"白大衣高血压"可能是处于正常血压与高血压之间的一种中间状态。

在医院中偶测血压高并不能反映患者在日常生活中的真实血压水平。目前 24 小时动态血压测量已被广泛接受，成为诊断白大衣高血压最常用的手段。如果患者在医院测血压高于正常标准，而 24 小时平均血压正常，则可诊断为白大衣高血压。

◎ 致病因素

发生"白大衣高血压"的机制目前还不十分清楚，有人认为，此症可能与患者的应激反应和警觉反应有关。也有人认为，这是持续性高血压的前奏，与性别、体重、血脂、血糖、吸烟等有密切关系。

（1）**性别**　白大衣高血压在女性的发生率明显高于男性。白大衣高血压女性较白大衣高血压男性平均年龄大，前者收缩压水平也较后者为高，但血浆肾素活性都较低。

（2）**心理**　白大衣高血压者可能存在心理疾病，对新的环境过度紧张。

（3）**代谢**　有文献报道，白大衣高血压患者存在血脂、血糖等代谢紊乱，其中甘油三酯、胆固醇水平高于正常。

（4）**交感神经系统**　有学者认为白大衣高血压是由于交感神经过度反应造成的，说明白大衣高血压可能是交感神经活性增强导致的。

❤ 爱心小贴士

白大衣高血压病患者有哪些预防与调养措施？

（1）对于高血压病患者的诊断，应以动态血压测量作为诊断依据。对于顽固性高血压病也应进行动态血压测量。诊室血压与动态血压结果不同时应想到可能是白大衣高血压。

（2）对于白大衣高血压病患者应监测心脏、动脉和肾脏等靶器官的状态。

（3）改善患者生活方式，如戒烟酒、低盐饮食、增加活动以及减肥，减轻精神压力，注意休息等。

（4）选用药物时要针对白大衣高血压的发生机制，强调应用生理性抗高血压药物，如血管紧张素转化酶抑制药、β受体阻滞药、钙通道阻滞药等。

三、体位性高血压

体位性高血压是怎样产生的呢？先从一种普遍的现象说起：当你由卧位或蹲位突然站立时经常会出现突然眼前发黑的情况，然后又很快恢复正常。这是因为人体在突然改变体位时由于重力的作用，血液向下垂部位集中而头部血液供应相对不足的缘故，这是直立性低血压，也叫体位性低血压。随后，由神经中枢的调节和交感神经的兴奋作用，使下垂部位及全身非重要脏器的小血管收缩，使头部血液供应恢复正常并相对恒定，所以你又立即恢复正常。而体位性高血压病患者，是由于其下垂部位的静脉有比较严重的重力血管池，即心脏水平面以下部位的静脉或静脉窦受重力作用而形成的膨大部分。当人体处于立位时，淤滞在这些下垂静脉血管池内的血液过多，使回心血量减少，心排出量下降，导致交感神经过度兴奋，全身小血管尤其是小动脉长时间收缩甚至痉挛，造成血压升高。

体位性高血压占高血压人群的10%。临床上，体位性高血压一般没有高血压病的特点，多数是在体检或偶然的情况下发现，以舒张压升高为主，而且升高的幅度通常较大，个别严重患者有心慌、易疲倦、入睡快等特点。如果检查患者的血管肾素活性（PRA）水平，可以发现其比正常人明显增高，甚至超过高血压病患者。

❤ 爱心小贴士

体位性高血压治疗时的突出问题是什么？

由于体位性高血压的发病机制与一般高血压不同，因此有一个突出的问题是不能采用一般性高血压调养的办法来调养体位性高血压。

实验证明，使用利尿药不但不能降低血压，反而会激发血压进一步升高。因此，体位性高血压的调养主要是加强体育锻炼，提高肌肉的丰满程度，一般情况下不需要服药治疗，个别症状明显者，可适量服用神经功能调节药（如谷维素等）、中枢及周围神经营养类药（如吡拉西坦、维生素类、肌苷及有关中药）、安定类镇静药。

四、恶性高血压

恶性高血压指急进性高血压出现视盘水肿，常伴有严重肾功能损害，若不及时降压治疗则很快死亡。急进性高血压是恶性高血压的前驱。

◎ 发病原因

（1）**常见病因** 1% ～ 5% 的原发性高血压可发展为急进性（恶性）高血压。继发性高血压易发展成该型的疾病有：肾动脉狭窄、急性肾小球肾炎、嗜铬细胞瘤、库欣综合征、妊娠毒血症等。

（2）**诱因** 在极度疲劳、寒冷刺激、神经过度紧张和更年期内分泌失调等诱因促使下易发生。

◎ 早期症状

此症多见于中青年人。主要表现为血压突然显著升高，收缩压、舒张压均增高，常持续在 200/130 毫米汞柱以上。病情发展迅速，可发生剧烈头痛，往往伴有恶心、呕吐、头晕、耳鸣等。视力迅速降低，眼底出血、渗出或视盘水肿；肾功能急剧减退，持续性蛋白尿、血尿和管型尿，氮质血症或尿毒症。可在短期内出现心力衰竭，表现为心慌、气短、呼吸困难。本型高血压也易发生高血压脑病，与血压显著增高有关。

◎ 降压方案

（1）降压原则宜将舒张压迅速降至安全水平（100 ～ 110 毫米汞柱），不宜过低，血压急骤降至过低水平，反使重要脏器供血不足，导致心、脑、肾功能恶化，还可发生休克等危险。

（2）抗高血压药物宜选用抑制肾素但不影响或能增加肾血流的药物。

五、假性高血压

通常我们所说的血压，是指用血压计从体外间接测量所得到的血压值，这种测量方法需要通过气囊施加压力于某一肢体上（如：上臂的肱动脉）以阻断血流，然后放气，同时监听动脉搏动音，听到动脉搏动音时为收缩压，动脉搏动音消失时为舒张压。如果动脉壁处于老化、硬化状态，血管壁弹性很差时，用一般压力就不易于阻断血流，只有用很高的压力才能压扁管道，阻断血流。这种"很高的压力"往往被认为是所测得的血压值，而用直接动脉内测压法所测量的血压值与之相比会出现约30毫米汞柱左右的差异。对于这样的"高血压"我们称之为"假性高血压"。由于人们对"假性高血压"的认识存在误区，往往会错失治疗的最佳时机。

所以，假性高血压可通过直接动脉内测压而得到确诊。确诊后应及时对动脉硬化和脏器供血不足进行治疗，消除动脉硬化的易患因素，逆转动脉硬化从而保护脑、心、肾等重要脏器的功能。

六、医源性高血压

因医生用药不当而引起患者血压升高并超过正常值的，称为医源性高血压，又称"药物性高血压"。这类高血压在临床上虽不很常见，但应注意，了解医源性高血压有助于与原发性及各种原因所致的继发性高血压相区别。对于高血压病患者，尤其是中、重度高血压病患者，临床医生应谨慎用药，避免出现医源性高血压，影响降压疗效，甚至诱发高血压危象。

◎ 口服避孕药

部分妇女在服避孕药数月至数年后可有血压升高，发生率在18%以下，停药后1～12个月内，大部分人血压可逐渐恢复正常，但另有20%即使停服避孕药，血压也不会降至正常。避孕药所致的血压升高与雌激素含量过高有关。雌激素可增加肾素分泌，使血浆中血管紧张素Ⅱ增加，使血管收缩，促进钠进入细胞内，并可使醛固酮分泌增加，水钠潴留，引起血压升高。对此类高血压病患者的治疗，主要办法是停服避孕药，改用其他避孕措施。

◎ 单胺氧化酶抑制剂

这类药物包括肼类抗抑郁药、优降宁及呋喃唑酮等，它们主要是拮抗单胺氧化酶及其他酶类，不利于儿茶酚胺失活，使收缩血管作用增强。临床表现有心慌，全身血管搏动，剧烈头痛，面色潮红，出汗及血压升高，大约有1/3患者会出现颈项强直，恶心呕吐，甚至发生高血压危象，出现半身不遂，昏迷，甚至死亡。治疗的关键在于预防，即不用或少用单胺氧化酶抑制剂，尤其是优降宁等药物。

◎ 其他药物

（1）具有盐皮质激素作用的药物　如去氧皮质酮、甘草等，其引起高血压的机制可能与盐皮质激素引起的水钠潴留有关。

（2）非类固醇抗炎药物　如吲哚美辛等，因其会导致体内的前列腺素生成减少，从而使血压升高。

（3）损害肾脏的药物　如非那西汀。

（4）直接引起血管收缩的药物　如麦角胺、毒扁豆碱等。

♥ 爱心小贴士

还有哪些高血压是属于特殊的"高血压"？

潜在性高血压

潜在性高血压是指机体内存在潜在性应激反应异常及调节障碍，临床特征为：平时血压正常，无任何自觉症状，但在一定外因刺激下，则表现出血压升高。

正常情况下，当机体受到外因刺激时，会出现机体内环境调节的偏离，但此偏离可通过神经-体液的调节而逐渐恢复。因此，有潜在性高血压病患者，很可能是容易对应激调节偏离的敏感者。在选拔航天员、飞行员时常采用应激负荷试验，即用精神紧张作为应激因素，从而排除潜在性高血压。潜在性高血压早期患者，可用非药物治疗，采用一般保健措施（如八段锦、五禽戏、呼吸操、瑜伽、疗养等），来调整机体内环境，从而减少服药。

高原性高血压

长期居住在高原地区的人血压增高（特别是舒张压增高多见），而又不存在其他致高血压的原因，返回平原后不经降压处理，血压很快恢复正常，这种症状称为高原性高血压。

高原性高血压临床上主要表现为一般心脑血管病的症状和体征，如心悸、气短、心脏扩大、心律失常及心功能不全等，同时伴有血压升高，有时发生高血压危象。其发病因素是多方面的。

对高原性高血压的治疗，除应按常规给予强心、利尿、扩血管药物及控制感染外，还应进行相应的降压治疗。而对长期积极治疗效果不明显，或并发严重脏器损害者，应及时转送到非高原地区医院治疗。

第四节　中医学对高血压病的认识

一、中医对高血压病病因的认识

中医认为，本病多因长期精神紧张、忧思恼怒、机体阴阳平衡失调，或嗜食肥甘厚腻、烟酒过度所致，亦可与遗传因素有关，其主要表现有以下几个方面。

◎ 情志失调，肝火上炎

长期精神紧张，抑郁恼怒，肝气郁结，郁久化火，肝火上炎，而见头痛、头晕、目眩、面赤等症。

◎ 劳伤肾亏，肝阳上亢

劳伤过度，或年老体衰、肾水不足，或肝火郁久，耗损肝肾之阴，均可致肝肾阴虚。肝属木，肾属水，水不涵木，则肝阳上亢，多见头晕、耳鸣、腰酸、手足心热等症。肾水不足，不能上济心阴，心火上炎，则心悸、心烦、失眠。病久阴损及阳，导致阴阳两虚，则兼见畏寒肢冷。

◎ **饮食失节，痰浊内蕴**

嗜酒肥甘、膏粱厚味；饥饱劳倦、脾胃损伤；健运失司、聚湿生痰，痰浊内蕴，清阳不升，可致本病，而见眩晕、胸闷等症。痰浊阻塞脉络，心血瘀阻，则胸闷、胸痛。

二、高血压病的中医分型

高血压病属于中医"眩晕""头痛""肝风""肝阳"等病的范畴，可出现眩晕、头痛、头胀、心悸、耳鸣、烦躁、腰酸、腿软、失眠、健忘等症状。在诊断上，中医与西医不同，中医多以疾病的主要证候命名，如头痛、眩晕等病名涉及的范围相当于西医称的高血压病。高血压病日久可累及心、脑、肾等脏器，涉及心脏而致的心力衰竭属于中医"喘证""心悸"；当导致心绞痛、心肌梗死等病症时，分属于中医的厥心痛和真心痛，两者总称为"胸痹心痛"；当高血压病累及脑，出现局灶性血栓或出血，中医统称中风。根据病情的不同又分为中经络、中脏腑等证型（中经络者指突然出现半身不遂、口眼歪斜、语言不利、吐字不清等症状，中脏腑者指突然出现神志恍惚、突然昏倒、半身不遂、舌强不语等症状）。

中医学对高血压的辨证分型有多种方式，最常用的是以脏腑、八纲、病因、病机、病名相互结合的分型方式。认为病之本是阴阳失调，病之标是内生之风、痰、瘀。因此，从实用、方便、易于掌握应用的观点出发，将其分为肝阳上亢型、肝肾阴虚型、阴虚阳亢型、阴阳两虚型、痰浊内蕴型、瘀血阻络型、无症状型7种证型。

◎ **肝阳上亢型**

一般见于一期高血压病，主要表现为血压值高于正常，头目胀痛，眩晕耳鸣，心烦易怒，面部潮红，口苦口干，失眠多梦，便秘尿赤，舌质红，苔薄黄，脉弦数。

◎ **肝肾阴虚型**

多见于二期高血压病，在一期及三期高血压病中也可见到，主要表现为血压值高于正常，头晕目眩，头空头痛，目涩，视物不清，健忘失眠，耳鸣如蝉，腰膝酸软，咽干口燥，手足心热，遗精盗汗，肢体麻木，舌质干红，苔薄少，脉弦细或细数。

◎ 阴虚阳亢型

常见于二期高血压病，主要表现为血压高于正常，头痛头晕，目眩耳鸣，劳则加重，失眠多梦，健忘，腰膝酸软，五心烦热，面红口干，心悸易怒，舌质红，苔薄少或薄黄，脉弦细或弦细数。

◎ 阴阳两虚型

多见于三期高血压病，主要表现为血压明显高于正常，病程相对较长，精神萎靡，头晕目眩，心悸怔忡，动则气急，畏寒肢冷，腰酸腿软，面浮肢肿，夜间尿多，阳痿早泄，失眠多梦，舌质淡，苔薄白，脉弦细无力。

◎ 痰浊内蕴型

在一期、二期和三期高血压病中均可见到，患者体形多肥胖，主要表现为血压值高于正常，眩晕、头痛或头重如蒙，胸闷脘痞，体倦多寐，纳呆恶心，时吐痰涎，舌质淡，苔白腻，脉弦滑。

◎ 瘀血阻络型

多见于三期高血压病，在一期、二期也可见到，主要表现为血压高于正常，头晕，头痛如针刺，心悸健忘，精神不振，胸闷或痛，四肢麻木，面或唇色紫暗，舌质紫暗或有瘀斑，苔薄少，脉弦涩或有结代。

◎ 无症状型

多见于一期高血压病，患者自述无明显不适之感觉，仅测血压高于正常，舌质红或淡红，苔薄少或薄白，脉弦细或弦滑。

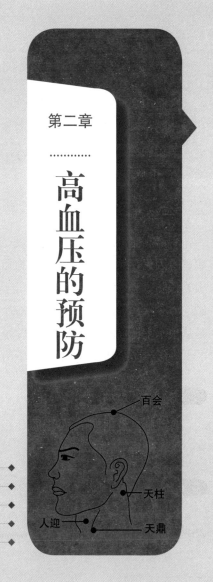

第二章

....

高血压的预防

百会

天柱

人迎

天鼎

第一节　高血压的三级预防

高血压病的三级预防，是指预防高血压病的三个层次。其中，二、三级预防是对已患病者防止疾病复发、加重、并发症产生和死亡，相当于《黄帝内经》中的"中医治已病"，而我们更应该做到的是"上医治未病"，也就是一级预防。

一、一级预防

所谓高血压病的一级预防，就是发病前期的预防，即对已有高血压病危险因素存在，但尚未发生高血压病的个体或人群的预防，这是最积极的预防。当疾病尚未发生，或处于亚临床阶段时即采取预防措施，控制或减少疾病的危险因素，以减少个体的发病几率和群体发病率，这才是从根本上扼制高血压病对人类健康危害的一项战略措施。

一级预防的基本内容包括以下两个方面：合理膳食，心理平衡。

◎ 合理膳食

合理膳食是指营养元素全面，粗细粮搭配，总量控制，少量多餐，多吃蔬菜和水果。

◎ 心理平衡

心理平衡是最关键的一项。保持良好的快乐的心境可使机体免疫功能处于最佳状态。除此以外，适量运动、戒烟限酒也是一级预防中的关键。

二、二级预防

高血压病的二级预防，就是指对高血压病的早期发现，早期诊断和早期治疗。即高血压病临床前期预防，是指对患病的个体或群体采取措施，防止疾病复发或加重，包括一级预防的措施、合理药物治疗及病后咨询等。

高血压病二级预防的主要措施有以下几方面：

（1）要坚持高血压病的一级预防措施，即对已有高血压病危险因素存在，但尚未发生高血压病的个体或人群进行必要的预防。

（2）对已发生高血压病者进行系统正规的抗高血压治疗。

① 通过降压治疗使血压降至正常范围内。那么，高血压病患者的血压究竟控制到何种程度适宜呢？一般认为，对已有心脑并发症的患者，血压不宜降得过低，舒张压以 86～90 毫米汞柱为宜，收缩压约 140 毫米汞柱，不然病情可能加重；对于没有心脑并发症者，可以降得稍低一些。

② 要保护靶器官免受损害。不同的降压药物虽然都能使血压降到同样的水平，但它们对靶器官的影响却不同，如血管紧张素转换酶抑制剂和 β 受体阻滞剂等，在降压的同时能逆转左心室肥厚，其他降压药物就不具备这种功能。同时，钙拮抗剂心痛定在治疗冠心病时，可使心肌梗死复发率增加，而异搏定则使之减少；噻嗪类利尿剂，在降压时可引起低钾血症、低钠血症以及低密度脂蛋白、甘油三酯水平升高和高密度脂蛋白降低，这些副作用均对心脏不利。

③ 要兼顾其他危险因素的治疗。高血压的二级预防本身就包括动脉粥样硬化、脑卒中、冠心病一级预防的内容，而许多其他危险因素的并存，能使冠心病的发病率成倍增长。因此，兼顾了控制吸烟、减少饮酒、控制体重、适当运动、保持心理平衡等的综合治疗，才能取得最佳效果。

（3）选择比较好的监测血压方法，即在血压高峰时测血压，以使血压真实地降至正常。

实施高血压病的二级预防，首先要早期发现，对那些超负荷工作和紧张作业人群应当作高危人群加以注意。其次要做到早期诊断，以便对高血压病患者进行分级管理。还要做到早期规范治疗，使高血压病患者坚持服药并提高复查率，随时对患者的血压变化做出正确处理。

三、三级预防

高血压病的三级预防，就是指通过对高血压病的积极治疗，达到减少心、脑、肾并发症的发生及发展，改善高血压病患者预后的目的。

高血压病的三级预防是降低高血压病患者死亡率和致残率，提高其生存质量的重要保障。要做好高血压病的三级预防，应注意以下几个方面：

（1）医生与患者密切配合，当高血压病患者出现诸如头痛、头晕、口唇及肢体麻木、行走不便、口齿不清、视力模糊等症状时，应及时找医生进行检查诊治，这样才能对高血压病患者的严重并发症及早发现，进行早期的合理处理，这对于控制病情发展、抢救患者生命是十分重要的，也是三级预防的关键所在。

（2）对已出现诸如脑卒中、肾衰竭、急性心肌梗死等严重并发症的高血压病患者，应尽早明确诊断，采取针对性的治疗措施，积极进行救治，尽快稳定病情，降低其死亡率。

（3）对于出现严重并发症的高血压病患者，在经积极抢救治疗病情稳定后，应采取综合性措施进行全面的康复治疗，这对改善高血压病并发症患者的预后、提高患者的生活质量，具有十分重要的意义。

第二节　高血压的日常预防

一、定期自测血压

高血压病患者日常护理中至关重要的一点，就是自测血压，以及时掌握血压高低及自我判断降压药物的疗效。因为高血压病是慢性疾病，在长期的血压波动中高血压病患者会逐渐产生适应感，因此往往血压升高并不会出现头晕、头疼等症状。只有借助于血压计才能准确了解血压的变化，以便出现变化时及时就医，避免发生意外。

　　一般情况下，一个人的血压呈明显昼夜节律性，即在白天活动状态时血压较高，夜间入睡后血压较低。调查显示，白天血压有两个高峰期，即上午 6 ~ 10 时及下午 4 ~ 8 时。在这两个时段测血压，可以了解一天中血压的最高点。

◎ 每日早晨睡醒时即测血压

　　此时的血压水平反映了所服药物降压作用能否持续到次日清晨。如果早晨血压极高，则应测 24 小时动态血压，以便了解睡眠状态血压。如果血压在夜间睡眠时和白天水平大体相同，则应当在睡前加服降压药；如果夜间睡眠时低而清晨突然升高，则应根据实际情况在刚醒时甚至清晨 3 ~ 5 点时提前服降压药。

◎ 服降压药后 2 ~ 6 小时测血压

　　由于不同降压药物的作用时间也不相同，例如同一类钙拮抗剂，既有长效制剂、中效制剂，也有短效制剂。一般长效制剂降压作用持续时间长，每日服一次降压效果可持续 24 小时左右，中效制剂作用时间约 12 小时；而短效制剂持续时间短，服药后 6 ~ 8 小时疗效即消失。短效制剂一般在服药后 2 小时即达到最大程度降压，中效及长效制剂降压作用高峰分别在服药后 2 ~ 4 小时、3 ~ 6 小时出现，这一时段测压基本反映了药物的最大降压效果。

　　通过正确掌握自测血压的时间，患者可以比较客观地了解用药后的效果，也有助于医生及时调整药物剂量及服药时间，以及采用更为适当的治疗或用药方法来帮助患者控制血压。

测量血压有哪些注意事项?

如果在测量血压的过程中操作不规范,常会造成所测血压数值与实际血压相比有误差,达不到客观真实地反映患者血压情况的目的。高血压病患者测量血压时,应注意以下几点:

(1)在测血压以前,受测者应不饮酒、咖啡、浓茶和吸烟,最好先休息半个小时,并且精神要放松,排空膀胱。另外注意不要屏住呼吸,因为屏住呼吸可使血压升高。

(2)最好在室温20℃左右测量。

(3)每次测压的基本体位应该是一样的。老年人可卧床测血压;肥胖者应注意要选择较宽的气囊袖带。

(4)上臂必须裸露或者仅着内衣。如果穿着过多或过厚衣服,例如毛线衣,则测得的血压不准确或者听不清搏动音,血压读数常偏高,因为需要更高的气囊内压力来克服衣服的阻力与压力。另外,测压时上臂要伸直,手掌向上,不要握拳。

(5)放气时不能过快,否则会造成6～8毫米汞柱(0.8～1.07千帕)的误差。放气的速度以每秒水银柱下降2～3毫米为宜。

(6)右上臂要与心脏放在同一水平线上,如果上臂位置过高,测得的血压值往往偏低;如果上臂的位置过低,测得的血压值就常常偏高。

(7)测量的次数不能太少,只测一次就得出结论往往不准确。而且测第一次时数值经常偏高,而第二、第三次较稳定。每次量血压的间隔至少要在1分钟以上,然后根据测量值测算出平均值。

二、自测血压的频率

为了掌握血压变动情况,有的人习惯每过一会儿就测一次血压。其实，这种做法并不明智。血压的变化是有一定规律的，掌握这个规律，在固定的时间段测压，才能更准确地把握血压值，有助于病情的观察与治疗。一般来讲，血压测量分以下几种情况。

◎ 初始阶段

连续测量 7 天，每天早上 6 点 ~ 9 点间测量一次，每次 3 遍，取其平均值；下午 18 点 ~ 21 点之间测量一次，每次 3 遍，取其平均值。计算时排除第一天血压值，仅计算后 6 天血压平均值，即记录 12 个读数，取其平均值。

◎ 治疗阶段

根据第一周自测血压值指导药物治疗。如改变治疗，则自测血压 2 周，用 2 周血压平均值评估疗效。

◎ 随访阶段

如血压得到控制，建议每周自测血压 1 次，如血压未控制，或血压波动大，或患者依从性差，则建议增加自测血压频率，如每天早晚各测一次，或每周自测几次。

◎ 特殊情况

如要鉴别隐蔽性高血压、白大衣高血压、难治性高血压，建议每天早晚自测血压各 1 次，连续测量 2 ~ 4 周。

◎ 长期观察

一般每周早晚自测血压各 1 次，每 3 个月重复头一周的自测血压频率，即每日早晚各 1 次，连续 7 天。血压平稳后，不提倡太过频繁地测量血压。

三、限盐

科学研究证实，摄盐量与高血压发生率成正相关。终生低钠的人群，几乎不发生高血压。世界卫生组织规定，每人每天的食盐摄入量为 3～5 克，这对预防高血压有良好的作用。有高血压家族史的人，最好每天只吃 2～3 克盐。

四、戒烟限酒

◎ 戒烟

吸烟可以使血压升高、心跳加快，吸一支烟有时可使血压上升 25 毫米汞柱。尼古丁作用于血管运动中枢，同时还会使肾上腺素分泌增加，引起小动脉收缩。长期大量吸烟，可使小动脉持续收缩，久之则动脉壁变性、硬化、管腔变窄，形成持久性高血压。

◎ 限酒

饮酒与血压的升高明显相关，这可能与酒精的直接作用有关。因为酒精能够升高体内皮质激素的水平，使儿茶酚胺的分泌增加，引起外周血管阻力增高，使血压上升；同时，酒精影响细胞膜的通透性，使细胞多种转运功能失常，增加外周阻力；体内的肾素－血管紧张素－醛固酮系统对调节血压起重要作用，酒精能加强该系统和血管加压素的提升血压作用，这也对血压的升高产生了一定影响。很多资料都表明，高血压的患病率随饮酒量的增加而明显上升，少量饮酒能扩张小动脉，使血压略有降低，但是每日饮酒或大量饮酒者比不饮酒或少饮酒者高血压病的患病率要高出 1.5～2 倍。

应询问高血压患者的饮酒史，每天饮酒量应少于 1 两（白酒）或完全戒酒。有酗酒史或有饮酒危险的人应完全不饮酒。对于轻度饮酒（每天 1～2 杯）的人，考虑到饮酒对心血管总体的作用，可以不改变饮酒习惯。

五、干预肥胖

研究表明，肥胖可以引发高血压。这是因为，肥胖发生的机制主要与摄食过量、耗热过少、不良饮食习惯、遗传因素以及内分泌失调导致机体脂质代谢失常等因素有关。而肥胖者高血压的发病机理除可能与摄食过多有关外，与相对摄钠多也有关。还有人认为，醛固酮所致钠离子潴留是肥胖性高血压发病机制之一。同时，肥胖者血管阻力及心输出量增加，是促进其高血压发生的重要原因。另外，肥胖者的遗传、环境因素、电解质代谢失常、交感神经活性增高、肾上腺皮质类固醇及碳水化合物代谢障碍引起内分泌失调也是导致高血压发生的重要原因。同时，肥胖者的高血压也可能由造成肥胖的同一机制或与之平行的机制所触发，比如高热量、高脂肪饮食，摄盐过量等都容易使人发胖，而这些因素同时又是导致高血压的直接原因。

除此以外，绝经期前后的妇女由于其内分泌的改变，容易导致肥胖；同时，由于内分泌功能的紊乱，也容易使她们得高血压病。所以临床上统计显示，患有高血压病的中年妇女，大多数体形都比较偏胖。

认识了肥胖与高血压的关系，我们就应该在平时注意控制体重。一般衡量一个人的体重是否合适的标准之一是体重指数（BMI），它是利用体重除以身高的平方计算出来的，即体重 ÷ 身高^2（千克／米^2）。中年男性为 21 ～ 24.5，中年女性为 21 ～ 25。例如一个人的身高是 1.7 米，体重是 70 千克，他的体重指数是 70 除以 2.89 等于 24.2。

同时，肥胖者一般是指体重超过标准体重 20% 以上的人。在我国，成人的标准体重可用以下公式计算：标准体重（千克）=［身高（厘米）–100］× 0.9。

六、保证睡眠

人的一生当中有三分之一的时间是在睡眠中度过的，因此睡眠对于我们每个人来说都是极为重要的。

睡眠有助于消除疲劳，保护大脑皮质神经细胞的正常功能，调节各种生理活动，稳定神经系统的平衡，是生命活动中极为重要的环节。相反，若是长期失眠的话，会加速神经细胞的衰老死亡。医学研究表明，每日睡眠不足 4 个小时的人，其死亡率比睡眠 7 ~ 8 个小时的人要高出 1 倍。所以，有规律且保证质量地睡眠，有助于人体的健康长寿。

对于高血压患者来说，充足的睡眠有利于血压的下降。相信很多高血压患者都会有这样的体会，如果前一天晚上因为工作或者情绪不佳而没有办法安然入睡的话，第二天血压就会有所上升。高血压患者平时工作的时候血压升高，容易损伤血管，而睡眠中血压降低，却能够修复损伤的血管。

睡眠的环境最好保持绝对的安静，如果有噪声的话，睡眠的整体质量会下降很多。同时，睡觉的时候不能让过于刺激的光线进入房间里。

睡觉之前不要进行剧烈的活动，这样会导致睡前神经处于兴奋状态，不太容易入睡。同样的道理，睡觉之前最好不要看刺激性的影视剧或者书籍，还要避免造成情绪激动的聚会和谈话。

对于老年人来说，床不能太高，最好为 40 ~ 50 厘米。宽度和长度也要适宜，这样才能保证睡眠时能够自由伸缩，有利于血液循环、筋骨舒张、解除疲劳。同样，床的软硬也要适中。过硬的床会让人感到不舒服，影响睡眠质量。过软的床会影响骨骼的正常发育。床铺要保持干燥干净，这样睡眠时才会感觉舒适。老年人的枕头绝对不能过高，如果过高的话很容易"落枕"。枕头稍微低一些，能够保证头部血液增多，使血管供血充足。

最重要的一点是作息时间应该有规律，按时睡觉，按时起床，这样不仅有利于健康，还能预防高血压并发症的发生。

七、调整情绪

良好的、稳定的情绪是血压稳定的重要因素，而精神紧张可使体内交感神经和肾上腺髓质活动增强，导致血压升高。因此，高血压病患者要经常保持情绪稳定，乐观豁达，不患得患失，要尽量控制情绪波动，减少妄想及激动，这是保证血压稳定的重要因素。

紧张、激动、焦虑、忧郁等负性情绪往往引起血压波动甚至诱发心脑血管并发症。感到压力后，去甲肾上腺素的分泌会增多，去甲肾上腺素会使血压上升，增加血液中的胆固醇，并且它有使血液易于凝结的作用，加大心肌梗死的风险。

心情舒畅、心态平衡是高血压病患者的一贴"特效药"。下面简单介绍几种克服不良情绪、保持心理平衡的方法：

◎ 疏导法

遇到不顺心的事不要耿耿于怀，宜疏不宜堵，能够自我排解当然是好，实在排解不开，适当宣泄一下也未尝不可。怒而不发，郁闷在心里，容易使血压持续升高，有碍于健康。找个适当的场合，向亲朋好友倾诉心中的烦恼，即所谓"一吐为快"。

◎ 转移法

心旷才能神怡，遇事要拿得起、放得下。

◎ 换位法

换位思考，改变一个角度看问题，有助于情绪的调整。

◎ 暗示法

遇事要往好处想，不要钻牛角尖，要保持乐观情绪。

◎ 合群法

要多参加一些力所能及的社会活动，妥善处理好人际关系，争取亲友和家属的支持和理解。

另外，要以积极的态度对待疾病，改善心理、行为和生活模式，学会自我放松，生物反馈疗法等都是调整心理活动的有效方法。

八、日常饮食方法

◎ 少量多餐，避免过饱

高血压病患者常比较肥胖，必须吃低热量食物，总热量宜控制在每日 1998.04 千卡左右，每日主食 150 ～ 250 克，动物性蛋白与植物性蛋白各占 50%。不伴有肾病或痛风病的高血压病患者，可多吃花生、大豆、黑木耳、白木耳及水果。晚餐应少而清淡，过量油腻食物会诱发中风。食用油要用含维生素 E 与亚油酸的素油；不吃甜食，多吃高纤维素食物，如笋、青菜、大白菜、冬瓜、番茄、豆芽、茄子、海蜇、海带、洋葱等，以及少量鱼、禽肉、虾、脱脂奶粉、蛋清等。

◎ 低盐

每人每日吃盐量应严格控制在 2 ～ 5 克，也就是约 1 小匙。食盐量还应减去烹调用酱油中所含的钠，3 毫升酱油相当于 1 克盐。咸（酱）菜、咸肉（蛋）、腐乳、腌制品、蛤贝类、虾米、皮蛋，以及茼蒿菜、空心菜等蔬菜含钠都较高，应尽量少吃或不吃。

◎ 高钾

富含钾的食物进入人体可以对抗钠所造成的升压和血管损伤作用，这类食物可以在食谱中经常"露面"。这类食物包括豆类、冬菇、黑枣、核桃、杏仁、花生、土豆、瘦肉、竹笋、鱼、禽肉类，根茎类蔬菜如苋菜、油菜及大葱等，水果如香蕉、枣、桃、橘子等。鱼不论对哪种高血压病患者均为首选，因为流行病学调查发现，每星期吃 1 次鱼比不吃鱼者心脏病的死亡率明显降低。

◎ 补充维生素 B、维生素 C

每日人体所需的维生素 B 族、维生素 C，可以借助多吃新鲜蔬菜及水果来满足。有人提倡，每天吃 1 ～ 2 只苹果，有益于健康，水果还可补充钙、钾、铁、镁等。

◎ 补钙

有人让高血压病患者每日服 1 克钙，8 个星期之后发现血压下降。因此，应多吃些富含钙的食品，如黄豆、葵花子、核桃、牛奶、花生、红枣、鱼虾、蒜苗、紫菜等。

◎ 补铁

研究发现，老年高血压病患者血浆铁低于正常人。所以，多吃豌豆、木耳等富含铁的食物，不但可以降血压，而且还可预防老年人贫血。

◎ 饮水

天然矿泉水中含锂、锶、锌、硒以及碘等人体必需的微量元素，煮沸后的水因产生沉淀，对人体有益的钙、镁、铁、锌等会明显减少，所以对符合标准的饮用水宜生喝。茶叶内含茶多酚，且绿茶中的含量比红茶高，它可避免维生素 C 氧化，有助于维生素 C 在体内的利用，并且可排除有害的铬离子。此外，茶叶还含有钾、钙、镁、锌、氟等元素。因此，每日冲泡 4 ~ 6 克茶叶（相当于 2 ~ 3 杯袋泡茶），长期饮用，对人体十分有益。

第三节　特殊人群高血压的预防

一、肥胖高血压

流行病学调查提示，50% 的肥胖患者同时有高血压，肥胖者高血压病的患病率是正常体重者的 2 ~ 3 倍。肥胖高血压病患者可能会发生严重的心血管及肾损伤。

◎ 控制体重

控制体重是治疗肥胖型高血压的重要方法之一。其减重最好的方式是控制热量摄入，坚持有氧运动。运动要循序渐进，持之以恒。对于肥胖者，减重不是一件容易的事，过度肥胖者，通过饮食和运动方式减重无效时，可考虑药物减肥治疗，但一定要在专科医师指导下进行。常用的控制体重的药物有：

（1）**食欲抑制剂**　主要成分有西布曲明，可通过抑制去甲肾上腺素、5-羟色胺和多巴胺的再摄取，增强饱食感，如盐酸西布曲明。

（2）**增加代谢药**　如甲状腺片等，以增加代谢，促进热量的消耗。这类药不适合高血压等心血管病患者服用。

（3）**减少营养吸收药物**　如泻剂和纤维素制剂，包括中、西药物。

◎ **饮食调养**

（1）必须减少食物的摄入量，但要根据不同食物所产生的热量多少加以区别对待。在数量相同的前提下，有些食物产生的热量较多，如动物性食物（尤其是脂肪），可相对减少这一类食物摄入。

（2）应逐步减少每日的进食量，确定短期的减重目标和长期的减重目标，每日的减食量最多不能超过 250 克。也可以根据体重减轻的速度来判断减量是否合理，一般以每星期减轻体重 500 克为宜。

（3）多食用豆制品，用豆制品代替一部分主食和副食，以减少动物性食品的摄入，达到减肥的目的。

（4）选用含膳食纤维高的食物，增加饱胀感。

（5）限制糖和盐的摄入；摄取含钙、维生素 C 和 B 族维生素的食物，如豌豆苗、莴笋、芹菜、丝瓜、茄子、葵花子、核桃、牛奶、花生、鱼、虾、红枣、韭菜、柿子、芹菜、蒜苗等；适量饮茶。

◎ **合理用药**

（1）对于高危、极高危高血压和减重疗效不佳低中危险度高血压病患者，可选择血管紧张素转换酶抑制剂及血管紧张素 II 受体拮抗剂，可增加胰岛素敏感性，对改善糖脂代谢有益。

（2）钙拮抗剂降压作用强，对代谢无不良影响，也可作为一线药物，可首先选用或与血管紧张素转换酶抑制剂及血管紧张素Ⅱ受体拮抗剂联合应用。

（3）小剂量利尿剂、选择性小剂量 β 受体阻滞剂可以作为联合用药，但因其长期、大量应用对糖脂代谢存在一定的不利影响，故对于肥胖型高血压病患者，不提倡首先单独使用或将这两大类药物联合、长期应用。

二、儿童高血压

高血压是一种常见病和多发病，但不仅限于成人患病，事实上任何年龄段的人都可能患高血压，包括刚出生的婴儿。只是成人尤其是中老年人患病率较高而已。近年来，儿童高血压的患病率也呈增高趋势。儿童高血压多无症状或症状不典型，常在体格检查时发现。少数患儿血压明显升高时，可表现为生长发育迟缓、头痛、恶心呕吐、易激动、生气、视力障碍，甚至出现心功能不全等。

表 2-1　儿童高血压的诊断标准

年龄	血压值
3 ~ 6 岁	> 110/70 毫米汞柱
7 ~ 12 岁	> 120/80 毫米汞柱
≥ 13 岁	> 140/90 毫米汞柱

◎ 病因

（1）**心血管病**　患有先天性主动脉狭窄的儿童，常有严重的高血压。因为循环功能较差，所以，这样的儿童个子一般长不高。

（2）**肾脏疾病**　如先天性肾脏发育不全、先天性泌尿道畸形、肾动脉狭窄、隐匿性肾炎、肾盂肾炎等，也多伴有血压升高。一般患者早期症状多较轻微，主要表现发育迟缓、面色苍白、消瘦等，随着病情发展，可发生严重肾性高血压。此外，急慢性肾小球肾炎也常有高血压症状。

（3）内分泌疾病　引起血压增高的内分泌疾病有肾上腺皮质增生症、肾脏肿瘤等。临床上常表现患儿发育迟缓、面色绯红、汗毛多且又黑又长，尤其前额和背部更为明显。

（4）维生素 D 过量　在儿童生长期，为了预防佝偻病，给孩子补钙时若长期服用维生素 D 制品，如注射维生素 D 或口服鱼肝油等，会促使大量钙沉积于肾脏和大血管，引起肾钙化和大血管钙化，也会引起高血压。肾钙化也常影响正常发育，使孩子长不高。

总之，血压正常与否，不仅是成年人应该关心的，对于儿童尤其是发育迟缓、个子矮的小胖墩，也要定期测量血压，发现异常时应及时请医生诊治。

◎ 危害

轻度儿童高血压在相当长时间内可能会无任何症状，但会逐渐造成人体血管、心脏、大脑和肾脏损害，患病儿童绝大多数在成年后会被高血压病所困扰，如造成心血管疾病，脑血管疾病，肾脏血管损害，糖尿病，甚至导致失明，更严重的会在没有任何不适的情况下出现血管堵塞、破裂或心脏病突发而猝死。

◎ 预防措施

（1）定期监测

① 儿童从 3 岁起就开始定期给他们测血压，对有高血压家族史、肾炎病史以及肥胖的 4 岁以上儿童，如果经常有头昏、头晕、心慌等症状，家长应提高警惕，尽早带孩子到医院测量血压，以争取早期发现问题，予以合理治疗。

② 健康检查主要是检查有无肾脏及心血管方面的疾病，并进一步检查血糖，以区分高血压类型。

（2）治疗重点　如果是继发性高血压，治疗重点在于控制原发病；如果没有发现原发疾病，仍宜定期随访；如果血压不是很高，应先用非药物治疗，消除一些不良因素。

（3）减轻心理负担　给孩子减减压，对他们功课的"关心"少一些，对日常生活的干涉少一些，同时教孩子正确评价自己，增强他们的信心，提高精神状态。

（4）饮食调养

饮食做到"三少"。"三少"是指少盐、少脂、少糖。特别是洋快餐以及碳酸饮料、糖果等过甜的食品，都应尽量从零食中划掉。

（5）运动调养　儿童每天坚持运动1小时，足球、篮球、跑步等都是不错的选择，对高血压有一定的防治作用。

（6）合理用药　目前认为，适合儿童的降压药主要有血管紧张素转换酶抑制剂、血管紧张素Ⅱ受体阻断剂、β受休阻滞剂和利尿剂等。在医生的指导下，开始治疗时先用一种药物，由最小剂量开始，逐渐增大剂量直至血压控制满意的剂量，如果已达较大治疗量仍不满意，方可增加另一种药物，如血管紧张素转化酶抑制剂与利尿剂，或钙拮抗剂与利尿剂合用。

♥ 爱心小贴士

儿童预防高血压都有哪些要点？

随着人们生活水平的提高，高血压已不单是中老年人的常见病、多发病，在青壮年中也不少见，尤其在肥胖儿童中也出现了不少高血压症患者。所以，防治高血压应从儿童做起。

（1）控制体重　如今的孩子，大多鸡、鸭、鱼、肉、蛋不离口，饮料零食不离手。结果导致不少儿童成为"小胖墩"，隐伏着高血压致病因素。所以，家长应设法控制孩子体重，防止肥胖的发生。

（2）调整饮食　少吃肥肉、糖和零食，多吃含纤维素的食物及新鲜蔬菜、水果，适当吃些粗杂粮。这既能补充身体所需营养，又能防止由于便秘引起的血压波动，有益于健康。

（3）限制钠盐　钠盐进入体内过多，易造成水钠潴留，造成血容量增加，体重增加，血压升高或水肿。因此，家长应控制孩子钠盐的摄入量，口味不应太重，在炒菜时少放盐。

（4）加强锻炼　当前孩子功课负担重，易导致体力和精神高度紧张，长此下去，往往导致血压升高。还有不少儿童养尊处优，懒于活动，身体素质下降。所以，应鼓励孩子多参加体育锻炼，通过打球、跑步以及游泳等活动，消耗多余的脂肪，减轻体重。

（5）禁止烟、酒　不少儿童出于好奇或者模仿哥们儿义气，偷着吸烟、喝酒，而烟、酒均可导致血压升高，影响健康。所以，家长应教育孩子不吸烟、不喝酒。否则，染上嗜烟、酒不良习惯后再想戒掉是很困难的。

（6）常测血压　定期给孩子检查身体，测量血压，是预防高血压的重要措施之一。若发现血压增高的苗头，应及时请医生指导或者治疗，以阻止高血压的发展。

三、妊娠高血压

妊娠高血压（简称妊高征）是妊娠期妇女所特有而又常见的疾病。妊娠高血压综合征按严重程度分为轻度、中度和重度，重度妊娠高血压综合征又称先兆子痫和子痫。

妊娠高血压以高血压、水肿、蛋白尿为主要表现，严重者出现抽搐、昏迷、心力衰竭。妊娠高血压严重威胁着母儿的生命，而且还可能引起后遗症，严重影响妇女健康。

◎ 子痫

子痫是指孕妇出现抽搐、痉挛甚至昏迷的症状。它往往是从妊娠期高血压发展而来的。部分女性妊娠后可能患上高血压，其中有些人除了血压升高，还伴有蛋白尿、病理性水肿等表现。这就是子痫前期。如果病情进一步发展，最终有可能发展为子痫。

（1）**子痫的危害**　严重的子痫前期或子痫，都可能威胁孕妇和胎儿的生命。更糟糕的是，这种疾病还存在某种后续效应，例如产妇产下女婴后，患子痫前期的风险也很高。即使准妈妈治疗得当，避开了子痫这一关，其日后患高血压、糖尿病、血栓性疾病的风险也会比常人高出数倍。

（2）子痫前期或子痫的预防　孕前检查是预防子痫前期的第一关，目的在于尽早发现高风险的人群。以下 5 类人是子痫前期的易患人群：初孕妇女，尤其是年龄小于 20 岁或大于 40 岁；双胎、多胎的孕妇；有高血压易感因素、遗传因素的女性；有血管性疾病、肾病及糖脂代谢异常的女性；超重或营养不良的女性。

此外，曾有重度子痫前期、不明原因胎死宫内或胎盘障碍、胎儿生长受限的病史，以及有抗磷脂综合征的女性再次妊娠也属于高危人群。总之，属于上述任何一种情况的女性，孕前应尽早向产科医生咨询。

◎ **预防措施**

（1）**定期孕检**

① 孕妇在孕期一定要定期做检查，尤其是在 20 ～ 32 周测血压和观察有无浮肿，千万不要怕麻烦而忽视了早期症状，因为早期轻度的妊高征经过积极有效的治疗是可以治愈或控制病情发展的。

② 自我监测血压和每月定期进行肾功能检查；还应进行 B 超检查来监测胎儿的生长发育，进行早期胎儿成熟度的检查，有妊高征的产妇必须选择在 38 周或更早时给予分娩。

（2）**注意休息**　采取左侧卧位以减少子宫对下腔静脉的压迫，使下肢及腹部血流充分回到心脏；若发现下肢浮肿，要增加卧床时间，把脚抬高休息。

（3）**饮食调养**

① 控制热能和体重，可以以孕期正常体重增加（整个孕期不超过 12 公斤）为标准，调整进食量。孕前超重者，更要尽量少吃或不吃糖果、点心、甜饮料、油炸食品及高脂食品。

② 控制脂肪摄入，并相应增加不饱和脂肪。

③ 适当限制盐的摄入，多食用高蛋白质食物。每日摄取 80 ～ 90 克

的蛋白质，可以避免产生水肿现象。如发现贫血，要及时补充铁质。

④ 中国营养学会推荐，妊娠早、中、晚期每日的钙摄入量分别为 800 毫克、1000 毫克、1200 毫克。

（4）合理用药

① 治疗妊娠高血压的主要药物是甲基多巴，辅助药物包括利尿剂、α 受体阻滞剂和 β 受体阻滞剂，与主要药物联合使用，可降低主要药物剂量过大所致的副作用。

② 原先有轻度高血压的患者应在受孕前或妊娠已被证实后停服抗高血压药物；原来有中度高血压的患者应采用甲基多巴治疗，开始可每次口服甲基多巴 250 毫克，每日 2 次，并且可以增加至 2 克 / 日或更多，如出现过度嗜睡、抑郁和直立性低血压综合征等副作用，应停止服用。

四、更年期高血压

高血压是更年期常见的疾病。女性进入更年期以后，有些人由于心血管调节功能紊乱，会导致血压升高，并且以收缩压升高为主，血压波动较大。更年期高血压持续时间比较长，而且这种血压升高的改变对血管皮下的损伤较大，容易发生动脉粥样硬化。所以，处于更年期阶段或者即将步入更年期的人要及时做好预防和治疗措施。

◎ 调整心态

由于更年期内会出现内分泌功能紊乱，尤其神经和体液系统会失去平衡，此时，机体需要经过一段时间的自我调整，才能达到新的平衡。因此，在此期间，女性应调整心态，解除思想顾虑，从容应付，并尽快适应。

◎ 限制饮食

应选择低胆固醇食物，多吃蔬菜、瘦肉、豆制品、鱼类等食物。尤其应多吃富含纤维素的蔬菜，以减少胆固醇在肠内的吸收；还应限制进食过多动物脂肪。

可进行散步、快走、慢跑、中老年健美操、舞蹈、太极拳等运动，以帮助人们舒缓情绪、增强体质。在进行快走时要注意，步幅要在70厘米左右，昂首挺胸，摆臂至胸前高度，每周至少走5天，每次要至少坚持走20分钟。当然，无论哪项运动都不能急于求成，应以不产生疲劳为度。

◎ 用药及日常监测

（1）更年期高血压先不要急着用药，如果血压不是太高，且不适症状不严重，可先观察3个月至半年，更年期症状缓解后血压就可能会降下来。如果血压较高者或血压持续升高，应当使用降压药物。对有心动过速、胸闷不适者可用少量镇静剂和β受体阻滞剂。

（2）一般认为，更年期补充外源性雌激素对血压无不良影响，但部分人会出现血压升高的表现，因此，对采用雌激素替代疗法的妇女应予血压监测。

五、老年高血压

世界卫生组织（WHO）对老年人高血压的定义是，年龄在60岁以上，血压值持续或非同日3次以上血压测量收缩压≥140毫米汞柱（18.7千帕）和／或舒张压≥90毫米汞柱（12.0千帕）者，称为老年人高血压。

◎ 老年高血压的特点

（1）患病率高。

（2）血压波动明显。

（3）脉压增大。

（4）假性高血压常见。

（5）直立性低血压多见。

（6）老年性高血压性心肌病常见。

◎ 预防措施

（1）合理用药

① 老年人的血浆蛋白含量低，药物与蛋白的合成相对较少，使游离的活性药物浓度相对较高。此外，由于老年人的器官功能已经逐渐衰弱，肝脏对药物的解毒能力较差，肾的排泄功能也大大减退，所以同等剂量的药物在老年人的血液中浓度较高，当这种浓度超标后，不但不能起到降压的效果，还可能引起其他的不良反应。一般来说，老年高血压病患者的用药剂量应该是常规用量的 1/2 ~ 2/3，并定期检查肝、肾功能。

② 当服用的某种药物不能控制血压时，就换另一种药物或小剂量联合用药。但换药不要过于频繁，要做到缓慢、温和、适度。

③ 老年人最好选用长效降压药，以减少血压波动，防止靶器官损伤。

④ 服药的同时定期测量血压，根据自觉症状和血压水平调整用药剂量，血压不宜降得过快或过低。

⑤ 如果老年人还服用治疗其他疾病的药物，应考虑药物之间的相互作用以及对血压的影响。特别要避免使用可能会引起体位性低血压的药物，如 α 受体阻滞剂（哌唑嗪等）。

⑥ 目前，适合老年人使用的降压药有利尿药、β 受体阻滞剂、钙拮抗剂、血管紧张素转换酶抑制剂。

钙拮抗剂是老年高血压病患者的首选，适用于老年各种程度高血压，尤其适合老年单纯收缩期高血压或合并稳定型心绞痛、周围血管病或糖尿病者。老年患者选药时可优先选用长效制剂，如氨氯地平、硝苯地平控释片、拉西地平等，可单用或与 β 受体阻滞剂、血管紧张素转换酶抑制剂联合使用。有心脏传导阻滞和心力衰竭者禁用非二氢吡啶类钙拮抗药，不稳定性心绞痛和急性心肌梗死者禁用速效二氢吡啶类拮抗药。

利尿药适合老年轻、中度高血压，尤其适合老年单纯收缩期高血压或并发心力衰竭者。

血管紧张素转换酶抑制剂作用较平稳，可保护或逆转靶器官损害，并对糖脂代谢有良好影响，适合老年高血压合并糖尿病或并发心功能不全、肾脏损害有蛋白尿者，双侧肾动脉狭窄、肾功能衰竭者禁用。老年人使用血管紧张素转换酶抑制剂一般宜小剂量使用，不耐受时可改用血管紧张素Ⅱ受体阻滞剂。

　　（2）饮食调养

　　① 老年高血压病患者由于味蕾退化，对味道的敏感性降低，往往偏爱咸味或味重的食物，因此在饮食中一定要更加注意低盐，每天摄盐量（包括酱油等调味料以及含盐分的食物）不超过 5 克，必要时可加入醋调味。

　　② 老年人肠道功能减退，易患便秘，应多吃新鲜蔬果补充维生素 C、无机盐和膳食纤维。

　　③ 多吃含优质蛋白的食物，如鱼肉、鸡肉、豆类等，少吃油条、炸糕、五花肉等油腻食物。

　　④ 戒浓茶，少饮酒，每日摄入酒精量不超过 30 克（女性减半）。

　　（3）运动调养

　　① 老年人体质相对较差，容易受到气候条件的影响，特别是天气炎热或寒冷时，要特别注意保暖或防寒，以防止血压波动导致中风。

　　② 根据自身的特点制订运动计划，并采取循序渐进的方式来增加运动量。

　　③ 老年高血压病患者宜选择低强度的运动锻炼，如散步、快走、慢跑、太极等，扭秧歌属于中等运动量，老年高血压病患者应慎重选择。一般来说，早期单纯性高血压、没有合并靶器官损害的老年人，如果没有冠心病，也没有心功能不全、心律失常、心肌肥厚等并发症，血压也控制得比较好，还是可以扭秧歌。

　　④ 运动时心率为本人最大心率的 60%～70%，40 岁以内心率控制在 140 次/分钟，50 岁左右控制在 130 次/分钟，60 岁以上控制在 120 次/分钟以内；运动时间以每次 30～60 分钟为宜，运动频率为每周 3～5 次或隔日进行。

（4）急救措施　当患者病情发作时，应立即绝对卧床休息，并且服用心痛定、降压乐、利血平等快速降压药。同时呼叫救护车，尽快送往就近医院系统治疗。

♥ 爱心小贴士

老年人预防高血压都有哪些要点？

为了预防高血压，老年人应该做到下列几点：

（1）了解个人的血压情况，每年至少测量血压1次，正常血压是收缩压低于140毫米汞柱（18.7千帕），舒张压低于90毫米汞柱（12千帕）。高血压病患者应按照医嘱长期控制血压。

（2）保持体重正常，避免超重肥胖，注意调节饮食，适当体力活动。

（3）保持血脂正常，主要借助饮食调整和体育锻炼。

（4）建议不吸烟。

（5）饮食不过饱，少吃动物内脏，不吃肥肉；多吃杂粮与绿色蔬菜、水果；减盐（日摄量在6克以下）；饮酒要少量，最好不要饮酒。

（6）经常做适度体育锻炼，如散步、做体操以及打太极拳等。

（7）讲究精神心理卫生，避免突然发怒或者精神刺激，防止焦虑、生气，生活要有规律。

（8）适当参与一些力所能及的社会活动与学习，使老年人生活充实，但要防止精神、体力的过度消耗。

第四节　高血压的季节性预防措施

一、春季预防措施

春天是高血压高发期，面临季节转化，高血压患者很容易血管收缩、血压上升，血管承受不了压力的情况下很容易发生破裂。如果不及时采取措施，就很容易突发脑出血和中风。面对多变的春季，高血压患者应做好预防措施。

◎ 控制饮食，膳食平衡

饮食清淡、限盐补钾、戒烟限酒是防控高血压的重要一环。高血压患者要少吃酸性食品，多吃能补益脾胃的食物，如瘦肉、禽蛋、大枣、水果、干果等；多吃韭菜、菠菜、荠菜和葱等新鲜蔬菜，能有效降低胆固醇，减少胆固醇在血管壁上的沉积，利于血压的调控；多吃甘温食物，如大枣、花生、玉米、豆浆等。总之，要食不厌杂，主副、粗细、荤素合理搭配，做到膳食平衡。

◎ 适量运动，放松心情

春季是运动的最佳时节，有利于人体吐故纳新，特别是高血压患者。在春天坚持户外锻炼，可增强人体免疫力，不易得病；可改善机体代谢，改善血液循环，消除疲劳、抑郁，调节心理；吸入新鲜空气，可改善心脑的氧气供应，增强大脑对心脏血管收缩舒张功能的调节，防止冠心病和脑中风的发生。另外，春季外出踏青春游，看万物复苏、呼吸新鲜空气、放松心情，也有利于控制春季血压的波动。

◎ 合理用药，坚持治疗

很多高血压患者知道春季血压容易波动，于是擅自增加了一些疏通血管的药物，认为这样可以预防高血压带来的危险。其实，这样的做法是不恰当的。过度服用降压类药物，有可能导致低血压的发生，反而使血压变得更加波动。还有一些患者因为冬季已过，气温升高，就减少降压药的分量甚至停用降压药。这种方法更不可取，这样不仅给高血压治疗带来困难，严重时甚至危及生命。

另外，还需要注意的是，冬季温度较低，起床比较困难。到了春季的时候，温度有所上升，有些患者起床过快，很可能导致血压的波动。正确的做法是，早晨醒来之后，先在床上保持仰卧姿势，活动一下四肢和头颈部，然后再慢慢坐起来，活动几次手足之后再起床，这样能够防止血压的剧烈波动。

二、夏季预防措施

夏季炎热，高血压病患者经常会感觉头晕目眩，心里躁动难安，有的患者还容易因为"热"而引发脑血栓和心脏病。因此，高血压病患者应做好预防措施。

◎ 经常补充水分

在临床观察中发现，盛夏季节，高血压患者发生心肌梗死、脑血管栓塞的比例要明显高于其他季节。心脑血栓形成的原因有三个方面：首先是血管内膜受损，暴露出易于形成血栓的部位；其次是由于血液流动缓慢；最后是由于血液黏稠度大。研究证明，高血压患者血管内皮细胞有程度不同的损害。在夏季，人们很容易因为高温而出汗，这个时候血液容易浓缩，在人们睡眠或者安静等血流缓慢的条件下，就很容易发生血栓。所以，高血压患者在夏季首先要重视补充足够的水分，即使感觉不到渴也要适时补水，特别是在出汗多的情况下更应该及时补充水分。无糖尿病的患者可多吃一些水果蔬菜，有糖尿病的患者应该以清茶或者凉开水为主。高血压患者容易在清晨发生中风和心脏病，有研究认为与夜间缺水有关。所以，在半夜醒来的时候适量补充一些水分，降低血液黏稠度，对预防血栓的形成也有很大裨益。

◎ 空调温度不宜过低

有的患者在其他季节血压控制都比较稳定，到了夏季却开始不稳定。其实，这与使用空调有一定的关系。当夏季来临时，大家为了躲避炎热，待在空调屋里面。如果患者每天都在室温20℃的环境里生活、工作，相当于置身在春秋季节。此时，如果再减少降压药物的剂量，或者服用降压作用偏轻的中药，极有可能导致血压升高。因此，高血压患者应该尽量少用空调，使用的话室内温度最好控制在27℃～28℃。

◎ 不可自行停药

很多人在夏季使用降压药很不"慎重"。夏季天气炎热，出汗多，血压容易降到正常值，很多人因此而放松警惕。首先，在夏季的时候，应该听从医生的指导，适当减少利尿剂的剂量，否则可因为利尿剂使用不当，出现血液浓缩而发生心脑并发症。其次，应该适当补充盐量，当然要控制在 5 克以下，同时保证钾离子的摄入。私自停药是极其错误的做法，应合理使用降压药物，使血压维持在正常或者理想水平，防止血压因为停药而"反跳"。

◎ 保证充足睡眠

夏季由于天气炎热，有些人无法入睡，从而导致睡眠不足。正常充足的睡眠是很重要的。研究证明，人们只有在睡眠中才会出现血压下降，应保持血压的昼夜规律，高血压患者夏季夜间睡眠质量下降时，会出现夜间血压升高，加重心脑血管的损害。因此，患者一定要做好防暑降温，保证正常睡眠。

三、秋季预防措施

◎ 预防脑卒中

秋季是脑卒中的高发季节，如果不注意的话，很可能危及生命安全。脑卒中包括出血性脑卒中和缺血性脑卒中。出血性脑卒中也就是脑出血，而缺血性脑卒中包括脑梗死和脑血栓。不管是哪一种，其发病原因都与血压的骤然波动有关。因此，秋季，高血压患者应当定期检测血压，规范服药，防患于未然。

大量调查结果显示，气温下降的时候，人的血压往往会升高。这是什么原因呢？ 首先，机体为了保持体温恒定，会减少散热，毛细血管会收缩，这会使外周血管阻力增加；其次，气温低，出汗少，会使脑容量增加；再次，在秋季之后，人们的食欲会增强，往往会进食过量的糖类、脂肪，这些食物会同时增加水分的摄入以及保留，致使脑容量增加；最后，天气凉爽，散热快，为了保持体温，人体交感神经兴奋，促使血压升高。如果再有紧张、焦虑、急躁等应急情绪的存在，就可能导致严重后果。因此，在秋季，高血压患者或是有高血压史的人，在保持血压稳定，防止波动方面要做好准备工作和防御工作。

专家指出，保持血压平稳的关键是规范服药，避免情绪的大起大落，有的患者根据一两次自测的血压结果，便自己给自己随便调药，这是很不妥当的。要知道，测血压时间和服药时间关系密切，一两次结果并不能真正反映血压状况。所以，高血压患者一定要在医生的指导下调整降压药物。

需要提醒一下，伴有糖尿病的高血压患者，应注意控制血糖，保持低糖、低钠饮食。还要注意防寒保暖，尽量避免紧张、焦虑、急躁等应激情绪，防止脑卒中的发生。

四、冬季预防措施

高血压是中老年的多发病、常见病，尤其冬季容易使病情发展。这是因为：首先，低温会使体表血管弹性降低，外周阻力增加，使血压升高，进而导致脑血管破裂出血；其次，寒冷的刺激还可使交感神经兴奋，肾上腺皮质激素分泌增多，从而使小动脉痉挛收缩，增加外周阻力，使血压升高；寒冷还会使血液中纤维蛋白原的含量增加，血液黏稠度增高，促使血液中栓子的形成。因此，高血压患者在冬季应当做好自我保健，预防中风的发生。

（1）注意防寒保暖，避免严寒刺激，特别是寒潮袭来的时候，气温骤然降低，要及时添加衣服。

（2）在饮食中，要注意多吃一些产热量高和营养丰富的食物，比如瘦肉、鸡、鱼、乳类以及豆制品等，少吃辛辣油腻的食物，远离烟酒，并且保持大便通畅。

（3）坚持体育锻炼，提高耐寒能力。可以参加一些力所能及的文体活动，比如户外散步、打太极拳等。

（4）要适当控制情绪，谨防过度疲劳。极度愤怒或者紧张的情绪很容易引发脑卒中。因此，高血压患者要保持乐观愉快的心情，切忌过于高兴、愤怒或者悲伤。

（5）坚持服药，保持血压稳定。高血压患者在服用降压药的时候不可随意停药。据报道，突然停止服药，约有 5% 的患者会在 40 小时左右出现血压大幅度反跳。

（6）经常进行体检，预防和治疗并发症。在冬季的时候，很容易患上流感、鼻炎、咽喉炎、扁桃体炎、气管炎等，应当注意预防和积极治疗。

（7）高血压患者不宜冬泳。冬泳是在强冷的环境下进行的一种体育活动。身体在冷水的强烈刺激下，全身血管会发生剧烈收缩，强迫表皮血管中血液回流内脏以及深部组织，引起血压的暂时升高。高血压患者血压本来就高，并且伴有程度不同的血管硬化，如果参加冬泳，血压会暂时性进一步升高，很可能会发生脑血管破裂出血，中风昏迷，甚至死亡。

第五节　高血压并发症的处理措施及预防

一、心绞痛

冠心病是冠状动脉粥样硬化性心脏病的简称，冠状动脉是向心肌输送氧和营养的动脉，由于动脉粥样硬化，冠状动脉内腔变窄，血管收缩异常，可导致供血不足。

心绞痛是冠心病中最常见的症状，常在活动、劳累或情绪波动、血压增高时发生。患有高血压，动脉粥样硬化加重，心脏负担也增大，容易引发心绞痛。

◎ 临床表现

发病特征为前胸中部或上部疼痛，可波及左胸部，有手掌大小范围，甚至整个前胸，界限不很清楚，胸痛常为压迫发闷或紧缩感，也可有烧灼感，但不像针尖或刀扎样痛，表现为从胸部向左肩手腕发散式疼痛。

一般只有心绞痛发作时心电图才出现异常，所以要进行 24 小时监测检查和运动负荷心电图检查。行冠状动脉 CT 检查或心脏导管检查可确定冠状动脉的狭窄部位。

◎ **处理措施**

（1）心绞痛初次发作时

① 如果感觉到胸部有束紧感说明心绞痛已经发作了，要泰然处之，不能紧张或恐惧，而应立即停止工作与运动，就地安静休息。一般几分钟后症状就能自行缓解或消失。

② 心绞痛发作以后一定要去就诊，随身携带药品（硝酸甘油片）。

（2）心绞痛发作两次以上时

① 服用硝酸甘油片能够在 1 ～ 3 分钟之内缓解症状。要注意的是：此药是靠含在舌下，使其有效成分通过舌下黏膜吸收入血而发挥作用的。所以心绞痛若发生急剧，可将药片咬碎，用舌头舔咽，使药物加速吸收。但是不能将药吞下，因其进入胃肠后效果反而大大降低。

② 服药后 5 分钟内胸痛若没有得到缓解，此时应该再服一片硝酸甘油片，如仍无缓解，反而更加严重或是发冷出汗，应立即与医生取得联系。

③ 心绞痛反复发作的高血压病患者应该常备一个急救药盒，以备随时急用。

♥ **爱心小贴士**

如何正确识别心绞痛？

发病诱因

典型的心绞痛是突然发生的。一般在发病前并没有什么预兆，发作过后和间歇期间患者也没有什么异常的感觉。最常见的心绞痛多有某种诱发的原因，如身体劳累、情绪激动、饱餐、气候寒冷等。由于有人是因劳累过度而起的，所以叫劳力型心绞痛或负荷型心绞痛，即由于某原因使心脏的负荷增多，引起心肌需氧量增多而相对地供血不足造成的。这种心绞痛在没有上述诱因时病情稳定，没有症状，所以也叫稳定型心绞痛。

疼痛部位

心绞痛的最常见部位在胸部正中，即胸骨上中部的后面。当然，它可以位于整个左胸部的任何地方，通常向左上臂内侧、颈部及下颌的左侧、左肩胛下或上中腹部或双肩放射。有的甚至仅局限于这些特定部位。因此，有人会误认为胃痛、肩背痛、上肢肌肉关节痛或是牙痛。另一方面，更不能把这些部位的痛都认为是心绞痛。仅以胸痛而言，从皮肤上的带状疱疹、皮下的蜂窝组织炎、胸肌和肋骨病变、肋间神经痛、胸膜炎、心包炎及食管裂孔疝、胃痉挛、胆绞痛等均可引起类似的症状。只要请医生仔细检查，鉴别并不是很难。

疼痛规律

同一患者心绞痛每次发作的诱因，发作的频繁程度，疼痛的部位、性质、历时及对药物的疗效反应等应大致相同。如果突然有了明显的改变，应请医生看看，当然也可能并不是心绞痛。

二、心肌梗死

心肌梗死是指在冠状动脉病变基础上，发生冠状动脉血流中断，使相应心肌严重而持久地急性缺血导致心肌坏死。

◎ 临床表现

表现为严重持久的胸痛（而心绞痛发作持续时间仅为 5 ～ 10 分钟，至多 30 分钟），可出现呼吸困难，服用硝酸甘油和硝酸异山梨酯已经没有效果。

◎ **处理措施**

（1）如果胸痛持续 15 分钟以上，有濒死感，要怀疑是否发生了心肌梗死，应立即联系救护车。

（2）如果患者昏倒在地，应该立即进行急救。心脏骤停（没有脉搏）给予胸外心脏按压，以及人工呼吸。

① 胸外心脏按压的方法：使患者仰卧，平躺在地上或硬板床上，抢救者双手重叠，手掌根部与患者身体垂直。在患者胸骨中下部 1/3 处垂直按压，用力使胸部下降 4 ~ 5 厘米，频率约为 100 次 / 分钟。

② 人工呼吸的方法：捏紧鼻子，抬高下颌，嘴唇相贴，抢救者用嘴完全包裹患者嘴唇，中等力量吹气。人工呼吸时要捏紧患者的鼻子，以免漏气。

③ 心脏按压和人工呼吸同时进行：一个人做 30 次心脏按压，然后另一个人做 2 次人工呼吸。二人反复进行心脏按压和人工呼吸的动作。

♥ **爱心小贴士**

高血压并发心肌梗死有哪些先兆？

凡突然出现下述症状，应警惕急性心肌梗死的发生。

痛	出现比以往频繁而又剧烈的心绞痛，或心绞痛发作持续时间长达 15 分钟以上
汗	心绞痛发作时大汗淋漓，皮肤湿冷
吐	心脏发生病变时刺激迷走神经，胃肠道反射性恶心、呕吐
白	心肌梗死发作时往往发生休克，所以面色苍白
咳	心肌梗死发生后，立即出现呼吸困难、咳嗽，并咳出粉红色泡沫状痰液
惊	痛时惊恐不安，特别是在口含硝酸甘油或其他抗心绞痛药物无效时，更感觉烦躁不安

三、心力衰竭

心力衰竭是高血压病的主要并发症，也是高血压病发展的结果之一。长期高血压累及心脏，其损害有两个方面：心肌肥厚及冠状动脉粥样硬化。早期由于心肌肥厚、心室舒张功能减退，后期由于心脏收缩功能减退、心脏扩大，发生心力衰竭。如果同时合并冠状动脉粥样硬化、心肌缺血，使心肌氧供失衡，从而进一步加重高血压病患者心脏收缩与舒张功能障碍，更易导致心力衰竭。

治疗高血压、心力衰竭的主要目的是要控制动脉血压，减轻左心室过度的压力负担；减轻心衰时过重的容量负荷；增加心排出量、减少脏器淤血、改善冠状动脉供血和心脏的收缩与舒张功能。

◎ **临床表现**

高血压病患者的心力衰竭，通常称为左心收缩性功能衰竭，最突出的症状便是呼吸困难和全身乏力。

（1）**呼吸困难** 呼吸困难就是常说的气短或气急。最初往往只在劳累后有所不适，安静休息则无症状。这便是最轻的或Ⅰ级心力衰竭。以后患者在从事日常生活如平地散步、料理一般家务也感力不从心，心悸气促逐渐加重便发展为Ⅱ级心衰了。当病情加重迫使患者不得不卧床休息，夜间常因气促必须端坐床头，甚至终日倚枕半坐以期缓解呼吸困难，便可诊断为Ⅲ级心力衰竭，即最严重的心功能不全了。少数患者其间还可能突然发生严重气急，咳吐粉红色泡沫状血痰，胸闷，心悸，嘴唇发绀呈乌黑色，往往同时有血压急剧升高和濒临死亡的恐惧焦虑，这是最严重的急性左心衰竭或称急性肺水肿，如不及时救治，患者可在数小时内死亡。其发生的直接原因与血压骤然升高、急性心肌梗死、过度劳累或紧张以及静脉输注液体过快等有关。患者因左心室收缩功能急剧减退，肺脏大量淤血，不能进行正常的换气与通气，便出现这种危及生命的心力衰竭。

（2）**全身乏力** 心力衰竭的另一种主要症状便是全身疲软乏力。这是各器官组织供血与供氧不足的结果。脑组织对缺血缺氧更为敏感，因此患者常感头晕、头痛加重，记忆力减退；心脏缺血严重时，会引起胸闷、心悸和心跳加快，近半数患者可能有心律失常如期前收缩和心动过速等。如果胸闷频发，心电图发现有明显的心肌缺血，提示冠心病很可能同时存在了。

◎ 处理措施

及时给予药物治疗，在药物使用中，最好选择既能有效地降压又能治疗心衰的抗高血压药物，有一箭双雕之作用。最适合的药物如下。

（1）**血管紧张素转化酶抑制药（ACEI）** 这类药能明显改善左心室收缩功能、降低心脏射血压力，从而改善心衰症状，是目前能有效降低心衰患者致残率和死亡率的一线药物，临床上将其作为治疗高血压并发心力衰竭的首选药物。

（2）**利尿药** 如氢氯噻嗪，可使血容量减少，从而减轻心脏负担，使心功能得到改善，是治疗高血压病合并心衰的常用药物。

（3）**β 受体阻滞药** 如美托洛尔，服用时应从最小剂量开始。能安全有效地治疗高血压并发心衰，可降低心脏性死亡的危险性，以及心衰患者的住院率。

四、心律失常

高血压病患者出现心律失常有两种情况：一种情况是心律失常的发生与高血压病本身无关，仅仅是两种疾病同时发生于同一人身上。另一种情况是心律失常的发生可能与高血压病或其并发症（心脏肥厚扩大、心力衰竭、心肌缺血等）有关，如能及早控制高血压，可明显减少心律失常的发生。

◎ 急救措施

如果患者病情较轻，偶尔出现房性早搏、室性早搏等，要注意休息，放松心情，并继续观察即可。如果患者病情较重，有明显的心悸、脉快、恐慌，甚至失去意识，无法测到血压时，必须先解开衣领，开放气道，进行人工呼吸。同时设法呼叫医生联系急救车。千万不可惊慌失措地等待，而延误了时间，失去抢救时机。

◎ **降压药物的选择**

① 高血压病合并快速心律失常时，首选的降压药以 β 受体阻滞剂、钙拮抗剂、血管紧张素转换酶抑制剂或作用于神经中枢的药物较为适宜。

② 高血压病合并缓慢心律失常时，选用的降压药以钙拮抗剂中的硝苯地平、血管扩张剂、非保钾利尿剂或 α 受体阻滞剂为宜，β 受体阻滞剂或钙拮抗剂中的维拉帕米、地尔硫䓬应禁用。

③ 患者因为频繁早搏（阵发性心动过速或心房纤颤发生）带来明显的心悸、不安等症状，可短期使用抗心律失常药物减轻其症状，如普罗帕酮、胺碘酮等。

④ 对缓慢心律失常患者，若症状较轻，常不必做特殊处理，可加用一些活血化瘀有利于提高心率的药物，避免一切影响传导功能或减慢心率的药物。

五、脑梗死

脑梗死又称缺血性脑卒中，是指由于脑部血液供应障碍，导致局限性脑组织的缺血、缺氧性坏死，约占全部脑卒中的 80%。多数是在动脉粥样硬化基础上，大脑动脉血栓形成而引起的。血栓使动脉管腔持续性发生狭窄、闭塞，引起脑组织缺血、坏死。

脑血栓是导致脑梗死的主因，此外，有其他部位栓子到达脑部发生栓塞而引起的脑栓塞，亦属缺血性中风范畴。高血压是动脉血栓性脑梗死（脑血栓形成）发生的主要危险因素。

◎ **临床表现**

脑梗死的症状有偏瘫、偏麻、偏身感觉障碍（俗称"三偏症状"）、失语等，这些症状有突发性的，也有缓慢发生的。通过 CT 检查、MRI 检查和血管造影等，可查明引发梗死的部位和脑的状态。

短暂性脑缺血发作（TIA）亦属脑卒中范畴，发作时的症状有短时间发生偏瘫、单侧肢体麻痹、失语、感觉障碍等。原因是短暂性供血不足，这是脑梗死的预兆，不可以轻视，要立即去医院就诊。因脑梗死后坏死脑组织不能恢复，多数患者留有后遗症。

◎ **处理措施**

（1）当家人发生脑血栓时，应让患者卧床休息，加强皮肤、口腔和呼吸道的清洁、畅通，加强排便和排尿的护理，防止各种并发症。

（2）发病 24 ～ 48 小时后仍不能独立进食者，应经鼻腔插入胃管鼻饲流质饮食。

（3）治疗应特别注意控制血压，要使其维持在患病前的水平。使用降压剂，但应预防血压过低导致的脑血流灌注量急剧减少，使病情恶化。

（4）必要时可加强补液或给予适当药物升高血压。增加脑血流量，改善血液循环，是急性期治疗的另一项重要措施。

（5）血液稀释疗法是当前较为有效的治疗方法之一，因为脑血流和血液黏稠度密切相关，而血液黏稠度又和红细胞浓度有关，血液稀释是通过移走红细胞以减低血液黏度，但不减低组织氧和葡萄糖的利用。常用低分子右旋糖酐（分子量 2 万～ 4 万）以普通速度每日静脉点滴 1000 毫升及其他液体 1000 毫升，持续 7 ～ 14 天。

六、脑出血

高血压是引起脑出血最常见的原因。在高血压病患者中，约有 1/3 可发生脑出血，而在脑出血的患者中，有 93.1% 是有高血压病史的。高血压诱发的脑出血经常发生于 45 ～ 65 岁人群中，且男性发病略多于女性。脑出血的危险性随着血压值（包括收缩压、舒张压）的升高而增加。如果此时再突然出现精神紧张、情绪激动或体力活动增强，会使血压进一步增高，而当增高的血压超过血管可以承受的阈值，就会导致血管破裂而引发脑出血。

◎ 临床表现

脑出血的临床表现主要取决于出血的部位和出血量的多少。多为活动时发病，起病急，变化快，在数小时甚至数分钟内病情快速推进即达高峰。除有头痛、头晕、呕吐及嗜睡、昏迷、意识障碍外，还表现出病灶性神经症状，如一侧肢体偏瘫和（或）感觉异常，以及视觉、语言障碍和共济失调等。

定位和出血量的判断需借助于头颅 CT 或磁共振成像（MRI）检查。

◎ 处理措施

（1）一旦出现脑出血，不要长途运送或过多搬动患者，以免加重出血。

（2）注意保持呼吸道畅通。

（3）及时清除口腔分泌物或呕吐物，适当吸氧。

（4）在发病后的 4 小时内，每小时测量一次血压和脉搏，观察一次瞳孔、呼吸、神志。

（5）以后的 8 小时内，每 2 小时测量一次血压。

（6）再过 8 小时后则每 4 小时测量一次血压，以便及时了解血压的变化情况，直到患者病情稳定为止。

（7）降低患者增高了的血压，是防止进一步出血的重要措施。但不宜将血压降得过低，以防供血不足。一般以血压维持在 150 ～ 160/90 ～ 100 毫米汞柱为宜。收缩压超过 200 毫米汞柱时，防止脑疝形成，是急性期处理的重要环节。

七、蛛网膜下腔出血

蛛网膜下腔出血是指血管破裂，血液直接进入蛛网膜下腔。通常蛛网膜下腔出血，是由颅内动脉瘤和脑动静脉畸形破裂而引发的。年轻人脑动、静脉畸形破裂与高血压没有关系，40 岁以上患颅内动脉瘤者会诱发高血压。

◎ **临床表现**

蛛网膜下腔出血的主要症状有突然剧烈头痛、恶心、呕吐等。出血量多会迅速丧失意识，不过也有发病一段时间后逐渐丧失意识的情况。

◎ **处理措施**

运用 CT 检查和血管造影，分情况进行手术治疗。通过手术完全控制再出血现象，预后较好。手术不完全仍遗留颅内动脉瘤和脑动脉畸形，通常还会有再出血的可能。

八、肾衰竭

肾脏是血压调节的重要器官，同时也是高血压损害的主要靶器官。如果高血压对肾脏造成损害，则会加剧高血压的严重程度，造成肾损害与高血压之间的恶性循环。随着肾功能损害加重，高血压的严重程度也加重。

无论何种病因所致的肾脏损害，控制高血压对于防止肾脏病变的持续进展都起着十分重要的作用。

◎ **临床表现**

在高血压早期的一段时间里，肾脏病变只是表现为饮水过多时易发生水肿或饮食过多，血压升高，即对高钠或血容量扩张的适应能力减弱。此后肾小管浓缩稀释功能逐渐降低，出现夜尿增多、尿微量蛋白排泄增加的情况。如果治疗不及时，可出现轻度到中度肾内小动脉硬化、肾实质缺血、萎缩、纤维化及肾功能逐步减退。血肌酐升高，同时血尿素氮及血尿酸升高。

血压的不断增高及肾动脉硬化的逐渐加重可影响到肾小管的排泄、吸收，致使体内产生或代谢的部分毒性物质排泄不出去，造成毒物在体内堆积，称为尿毒症。尿毒症是慢性肾功能不全的严重阶段，主要表现为代谢产物潴留，水、电解质及酸碱平衡失调和全身各系统症状。高血压病患者如果到了尿毒症阶段，血压将不能控制在一个理想水平，还要经受血液透析和腹膜透析之苦，重者必须经过肾移植才能挽救性命。

高血压病患者要经常注意观察自己是否有水肿、夜尿增多等症状。这些症状常提示，高血压病患者可能已经有了早期的肾损伤，需及时就诊。

◎ **处理措施**

（1）保持呼吸道通畅，可以将患者下颌抬起，防止舌根后坠；若患者咽喉部有痰鸣音，应立即用小橡皮管将痰吸出来；患者呕吐时，应将头侧向一边，使呕吐物、分泌物容易流出，也可用手帕、纱布缠裹手指，伸入患者口中清除呕吐物；若患者有假牙，应先取出。吸氧，并应用呼吸兴奋剂。

（2）给予强心、升压的药物，纠正休克。

（3）可以针刺合谷、太冲、人中、内关、足三里等穴，也可用手指掐压这些穴位，防止昏迷加深。

（4）及时叫救护车，将病人送往医院继续治疗。

九、高脂血症

高脂血症患者大多肥胖，大量的脂肪组织提高了人体对血液的需求，增加了心脏和血管的负担，人体必须升高血压才能满足机体的供血需求。同时，胆固醇等脂质存在于各脏器的细胞内，包括心脏，能减弱心肌的收缩力，降低高血压性心脏病患者的心功能代偿能力，导致心功能不全。

高脂血症分为高胆固醇血症、高甘油三酯血症或两者都有，是高血压病患者常有的合并症。由于高血压和高脂血症都是引起动脉粥样硬化的祸根，因此当两者同时存在时，更容易发生动脉硬化，产生心、脑、肾的并发症。因此，高血压病患者在降压治疗的同时，要积极防治高脂血症。

◎ 控制饮食

甘油三酯增高的患者要吃低脂肪的饮食，糖类也要适当控制，也就是说要少吃油脂、甜食和主食，还应忌酒。胆固醇增高的患者要少吃动物油脂和含胆固醇高的食品，如动物内脏、鱼子、蛋黄等。

◎ 肥胖者减肥

要控制总摄入量，少吃含糖高和油多的食物，多吃新鲜蔬菜水果，并要增加活动，适当参加体力活动和体育锻炼，以使自己的体重能控制在理想的范围。

◎ 合理用药

高血压病患者用药要特别注意，因为部分抗高血压药会对机体产生不良反应，例如利尿药及部分含利尿药的抗高血压药如氢氯噻嗪、复方降压片长期服用会使血脂升高，β受体阻滞药如普萘洛尔类药长期服用也会使甘油三酯升高，所以有高脂血症的高血压病患者宜在医生的指导下选用氨氯地平、卡托普利、洛丁新等新一代抗高血压药，它们能全天候平稳降压，不影响血脂代谢，且对心、脑、肾有保护作用。

对于血脂增高的患者，应先饮食控制，如果3个月后血脂仍高，就要在医生的指导下服用一些降血脂的药物，以把血脂调控到正常水平。

♥ 爱心小贴士

高血压合并高脂血症的患者在生活中有哪些宜忌？

在日常生活中，高血压合并高脂血症的患者需要注意以下生活宜忌。

适度运动

适度运动能有效增加身体热度，增加内源性热原质，加速体内脂肪、糖和蛋白质的分解，有助于加速分解血脂，还可冲刷血管壁上的沉积物，从而防止高血压、高脂血症，延缓各脏器的衰老。因此应坚持锻炼，但老年人要以慢跑、散步、打太极拳为主，不宜剧烈运动。

适量摄盐

对于高血压病患者来说，减少食盐的摄入量十分重要。一般每天食盐量控制在6克以下。

戒烟限酒

烟酒对高血压和高脂血症均属促进因素，患者应坚决戒烟，酒则以不喝为好。

合理用药

在使用抗高血压药时，要考虑对脂质代谢的影响。研究表明，对于高血压合并高脂血症患者来说，最好的药物是乌拉地尔、哌唑嗪等 β 受体阻滞药，既可降压义有助于脂质代谢。

其他

高脂血症经过降压治疗仍未好转，同时还存在冠心病危险时，应在医生指导下配伍应用调脂药物。

十、糖尿病

◎ 高血压与糖尿病的关系

糖尿病是一种以血糖升高为特征的代谢性疾病，它是因为体内胰岛素缺乏或不能正常发挥生理作用引起的糖代谢紊乱，继而引起蛋白质、脂肪、水、电解质等多种物质代谢紊乱的一种综合病。高血压也是糖尿病心血管和微血管并发症的重要危险因素。收缩压每下降 10 毫米汞柱，糖尿病相关的任何并发症、心肌梗死、微血管并发症均可以下降 10% 以上，降压治疗可以减少糖尿病患者的心血管风险。

◎ 用药原则

糖尿病患者的血压如果达到 130/85 毫米汞柱时，就应该用非药物治疗。3 个月后如果血压仍未下降，则需服用抗高血压药进行治疗。一般可选用下列药物治疗。

（1）**血管紧张素转化酶抑制药** 为首选药物。

（2）**血管紧张素Ⅱ受体拮抗药**　如果服用血管紧张素转化酶抑制药后干咳能耐受，可换用血管紧张素Ⅱ受体拮抗药。

（3）**利尿药**　研究发现，应用小剂量的噻嗪类利尿药，可降低高血压合并糖尿病患者心血管意外的发生率。但有痛风的患者不能用。

（4）**β受体阻滞药**　此类药中某些药如普萘洛尔，可导致内源性胰岛素分泌障碍，且能掩盖低血糖的临床征象，因此应慎用或不用。

（5）**α受体阻滞药**　对糖耐量异常、肥胖及伴2型糖尿病的高血压病患者是较好的抗高血压药。但容易发生直立性低血压，首剂服用应在临睡前半量口服，并应注意尽量避免夜间起床，以防意外。

十一、高血压并发症的危害

高血压如果得不到良好的控制，其并发症致死率高。因为高血压可造成心、脑、肾三大器官的损害，引发心脑血管疾病，导致死亡。预防高血压并发症可逆转心、脑、肾等靶器官的损害，从而减少心脑血管疾病和肾病的发病和死亡。

那么，高血压并发症对身体会造成哪些伤害呢？大体来看，主要集中在以下几个方面。

◎ 心脏

当血压持续升高时，会加重左心室负担，导致心肌肥厚，继而引起心腔扩大，出现心悸、活动后呼吸困难等左心衰竭的症状。

◎ 脑

当血压突然显著升高时，可产生高血压脑病，出现脑水肿和颅内压升高的症状，如剧烈头痛、呕吐、抽搐等，若不及时抢救，可导致死亡。另外，高血压最主要的并发症是脑出血和脑梗死。

脑出血又称为出血性脑卒中，是由血压持续升高，脑小动脉情绪激动或用力等情况下突然破裂出血所致。临床表现为突然晕倒、呕吐、意识障碍，根据出血部位不同，可出现偏瘫、失语、口眼歪斜等。

脑梗死常见于血压控制不良并存在脑动脉硬化的患者，多发于60岁以上伴有脑动脉硬化的老人，常在安静或睡眠中发生，表现为肢体麻木、无力、轻瘫和感觉障碍。

◎ 眼底

视网膜及其血管常可发生病变，称为高血压视网膜病变。

◎ 肾脏

高血压对肾脏的损害主要与肾小动脉硬化有关。随着病情的发展，可出现慢性肾衰竭症状，患者出现恶心、呕吐、厌食、氮质潴留和尿毒症。

十二、高血压并发症的预防

高血压病并发症尽管发病急骤，病情凶险，但并不是不可预防。预防高血压病并发症要注意以下几点：

◎ 坚持长期服用抗高血压药

有些高血压病患者以为自觉症状尚可或嫌吃药麻烦而拒绝服药，血压经常处于危险水平，久而久之，容易发生并发症。有的患者不按医嘱用药，而是凭自我感觉滥用药，有时又过量服用，这种做法往往会造成血压忽高忽低，很容易发生意外。

◎ 定期测量血压，及时发现和确诊高血压病

有资料显示，我国有半数以上的高血压病患者未被发现，这部分有病而不知病的人，很容易发生并发症。

◎ 合理饮食，少吃多动

一些高血压病患者口味重，常吃高脂肪食物，不爱活动，从不参加体育锻炼，这种不合理的饮食方式和少动的生活方式常导致肥胖，不

仅会使血压进一步增高，还会使血脂增高，加速对心、脑、肾血管的损害。

◎ 劳逸结合、睡眠充足、生活规律、戒烟酒

生活有规律可降低血压，并有助于血压稳定，而劳累过度、睡眠长期不足、大量吸烟、酗酒，则容易引起血压增高或使血压发生剧烈波动，因而容易发生并发症。

◎ 加强个性修养，保持情绪稳定

研究表明，精神状态对血压有直接的影响。情绪恶劣，精神沮丧，特别是经常大发雷霆，可引起血压剧烈波动或进一步增高，容易诱发脑出血等并发症。

第三章

高血压的药物调养

药物调养基本知识
常用的降压中药
常用的降压西药

百会

天柱

人迎

天鼎

第一节　药物调养基本知识

一、服药原则

高血压病患者要将血压控制在理想水平，除了合理膳食、适当运动、戒烟限酒、心理平衡外，还要遵循以下 4 项治疗原则，才更加有利于血压的控制。

◎ 用药需择时

人的血压在一天 24 小时中不是恒定的，而是按着一定规律波动的。在睡眠时，血压可大幅度下降。如果白天忘记服抗高血压药，到了晚上临睡前才服药，则有可能使血压在夜间降得太低，特别是老年人，容易因此而诱发缺血性脑卒中。在致命的脑血管意外的患者中，约有 40% 的人与低血压有关。所以，老年高血压病患者不宜在睡前服药。人在白天的血压升高与睡觉醒来和醒后的活动有关。

许多研究表明，上午 8 ~ 11 时和下午 3 ~ 5 时左右人的血压最高，出血性脑卒中的好发时间是上午 10 点。一般的药物在进入人体半小时后才开始起效，2 ~ 3 小时后药效最高。因此，上午 7 时和下午 2 时是高血压病患者服药的最佳时间。此外，患者还可将服药时间进一步简化，即起床后服药。如果中午不休息，则可在午饭后 1 小时左右服药。但也有部分患者白天血压不高而晚上血压高或白天晚上血压均高，对这两种类型的血压控制则应提倡个性化原则。

◎ 终身服药

高血压分为原发性和继发性两种类型。继发性高血压是在某种疾病

（肾病、脑血管及内分泌疾病等）的基础上引发的，一旦病因被去除，患者的血压即可恢复正常，不需要终身服药。而原发性高血压的病因至今尚不明了，目前还无法根治，患者需要长时间服药。

现实生活中，有些高血压病患者经过一段时间的治疗以后，血压接近正常后就擅自停药了，这是非常错误的做法。由于停药后患者的血压可重新升高，即使升得不是很高，对心、脑、肾等器官的损害也是不可忽视的。因此，经数日多次测量血压高于 150/95 毫米汞柱的患者，或血压在 140/90 毫米汞柱上下，但有肥胖、血脂异常、患有糖尿病等情况的患者也要坚持终身服药。

◎ 稳定血压

血压不稳定可导致器官受损，因此，高血压病患者必须保证血压稳定，最好选用能降低血压波动性的抗高血压药，但至今这方面的研究尚很欠缺。目前，患者能做到的就是避免人为地造成血压不稳定，即应定期监测血压，尽量使用长效抗高血压药，逐渐淘汰短效抗高血压药，并根据自己血压的高低来调整药物的剂量。

由于长效制剂的价格比较昂贵，不利于普及，一些价格便宜而药效较好的中效抗高血压药（每天服 1 ~ 2 次），如尼群地平、安替洛尔等已受到多数患者的青睐。这也是较好的选择。

◎ 降压要达标

为使血压在一整天当中处于稳定状态，高血压病患者在用药时最好使用长效制剂，即每天服用一次，除了睡前外，其他任何时间均可（最好还是早晨起床后），但要每天在同一时间服用。国外一些大规模的研究发现，高血压病患者的收缩压每降低 10 ~ 14 毫米汞柱和舒张压每降低 5 ~ 6 毫米汞柱，可使脑卒中和冠心病的发生率分别降低约 40% 和 16%。

我国的临床研究表明，收缩压每降低 9 毫米汞柱和舒张压每降低 4 毫米汞柱，可使脑卒中和冠心病的发生率分别降低约 36% 和 3%。因此，高血压病患者将血压控制在理想的水平具有重要的临床意义。最新的一项研究结果表明，高血压病患者的血压应控制在 140/90 毫米汞柱以下，更准确地说，目标血压是 138/83 毫米汞柱。若血压未达到这一目标，患者就应采取必要的措施，包括调节药量、联合用药、更换药物等。

❤ 爱心小贴士

高血压病患者血压稳定了为什么还要继续服药？

高血压病是一种慢性病，通常情况下，通过药物治疗会使血压降到正常的范围内，但现在的医疗技术还无法彻底将其治愈，所以高血压病患者往往需要终身服用降压药。

很多患者往往在血压正常后就马上停药，其结果是几天后血压出现反弹，于是又要继续服药。这种间断性的药物治疗根本达不到治疗高血压的目的，还会引发停药后血压回升更高的现象。

如果这种"反跳"的现象过猛，就会导致血压骤升，很容易引发心脑血管疾病突发，甚至产生更严重的后果。因此高血压病患者应该在医生指导下坚持服药，而不能随意地停止服药。

二、严重高血压病患者应联合用药

对于高血压病患者来说，由于治疗的目的不仅在于控制、降低血压，更重要的是在控制血压的同时还要降低并发症的发生。很多患者因为对药物治疗的不了解，所以单一用药，并在降压效果不明显的情况下频繁换药，但却总是无法达到良好的治疗效果，这是用药方法错误造成的。

通常情况下，一种降压药往往起不到既降压又保护靶器官的作用。正确的服药方法应该是联合服用两种或者两种以上的降压药物。联合用药可以有效弥补单一用药的不全面性，不但可以起到降压的作用，还能有效地保护心、脑、肾，防止病变发生，改善病情。

当然，这种搭配不是随意进行的，而应该在医生的指导下，选用具有不同降压功效的药物进行搭配，以起到互补降压的目的，这样才能有效起到药物降压的效果。

此外，不管是单一用药还是联合用药，高血压病患者在服药初期都应从小剂量开始，这样不但可以使机体对药物有一个充分的适应过程，还能避免大剂量用药产生的毒素对身体的伤害。在联合用药 1～2 个月后，如果患者的血压一直保持稳定，那么就可以逐渐减少第二种药的用量，直到用最小剂量的药物来保持血压的正常。当这种维持剂量稳定后要坚持长期服用，否则就会前功尽弃。而这种最小剂量的服药方法不但可以有效地控制高血压病的病情，还可以减少药物对身体产生的其他副作用。

❤ **爱心小贴士**

高血压患者的降压目标是什么？

世界卫生组织（WHO）、国际高血压学会（ISH）以及我国的高血压防治指南的规定中，正常血压为＜120/80毫米汞柱。所以降压的目标血压也相应作了改变。年轻人或合并有糖尿病、肾病患者应降至＜130/80毫米汞柱以下。

老年单纯收缩期高血压病患者，收缩压应该降至150毫米汞柱以下，如果能够耐受，还可以再降低到140毫米汞柱以下，但是要避免血压过低。危险程度越高的高血压患者，越需要把血压降至目标值。达到目标血压所需的时间应根据患者的具体病情决定。

三、服药禁忌

◎ **忌乱用药物**

降压药的种类很多，作用也不完全相同。如果服药类型不正确，不仅无法取得降压效果，而且还会引起其他副作用，危害身体健康。高血压病患者的药物治疗应在医生指导下进行，按病情轻重和个体差异，对症治疗。

◎ 忌降压过急

有的人一发现高血压，就希望马上把血压降下来，因此随意加大药物剂量，其实，这样很容易发生意外。对高血压病患者而言，短期内的降压幅度最好不要超过原血压的 20%，血压降得太快或过低会发生头晕、乏力等症状，严重时还可导致缺血性脑中风和心肌梗死。

◎ 忌单一用药

除轻型或刚发病的高血压外，其他类型的高血压尽可能不要单一用药，要联合用药，复方治疗，这样做的好处是产生协同效果，减少每种药物剂量，抵消副作用。

◎ 忌不测血压服药

有的高血压病患者平时不测血压，只是依据自我感觉服药，感觉好时就少服药，感觉不好时就多服药。其实，高血压的自觉症状与病情轻重并不一定一致，血压过低也会出现头晕不适，如继续服用降压药是很危险的。正确的做法是定时测量血压，及时调整剂量，维持血压稳定。

◎ 忌间断服用降压药

有的高血压病患者用降压药没有规律，时服时停，血压高时吃几片，血压一降就立即停药。这种间断服药的坏习惯不仅不能使血压稳定，还可能使病情加重。

◎ 忌无症状不服药

有些高血压病患者平时无症状，测量血压时才发现血压高，用药后有头昏、头痛等不适症状，因此就停了药。高血压病患者长时间不服药，就会导致病情加重，血压升高，进而引发心脑血管疾病。鉴于此，即使是无症状的高血压，一经发现，就要在医生的指导下坚持用药，使血压稳定在正常水平。

◎ 忌临睡前服降压药

临床发现，睡前服用降压药可诱发脑血栓、心绞痛、心肌梗死，这是因为睡眠时血液流速减慢、血压下降所致。高血压病患者在睡前服用降压药使血压降低，在入睡后血压则会进一步降低，这种情况下，就容易形成血栓。因此，高血压病患者睡前应尽量避免使用降压药物。对于高血压病患者来说，晚上正确的服药方法是睡前 2 小时服药，同时还要随时测量血压，千万不可让血压过低。

第二节　常用的降压中药

一、常用验方

用于治疗高血压病的验方有很多，恰当应用会取得非常不错的治疗效果。但需要注意的是，每个验方都有其适用范围，选用验方一定要由有经验的医生作指导，切不可自作主张、生搬硬套地选用，以免引发不良事件。下面介绍几则治疗高血压病的验方。

◎ 柴胡疏肝汤加减

【药物组成】 柴胡、菊花、黄芩、香附、川芎、青木香各 15 克，白芍、郁金、牛膝、丹参各 20 克，夏枯草 30 克。失眠多梦加合欢皮、炒枣仁或夜交藤，心悸明显加琥珀、柏子仁或珍珠母，头痛项强加葛根，腰膝酸软加杜仲、桑寄生，胸闷加枳壳、瓜蒌，心烦易怒加丹皮、栀子，口干加玄参、知母，口苦加龙胆草，肝阳上亢明显加生龙骨、生牡蛎或代赭石。

【用法用量】 每日 1 剂，水煎，分 2 次服，1 周服用 5 剂为 1 个疗程，连续治疗 4 个疗程。

【功效】疏肝解郁，调和气血。

◎ 降压饮

【药物组成】菊花、天冬、麦冬、枸杞子、女贞子各3克，决明子6克，红花0.5克，石菖蒲1.5克。

【用法用量】每日1剂，水煎服，30天为1个疗程，一般用药2个疗程。

【功效】平肝潜阳，豁痰活血，滋阴降压。

◎ 降压化瘀方

【药物组成】天麻、牛膝、生地黄、地龙、桃仁、红花各15克，钩藤、黄芩、赤芍、川芎、茯神、决明子、杜仲、代赭石各12克，丹参20克，罗布麻10克。肝肾阴虚者加白芍、玄参，肝阳偏亢者加龙骨、牡蛎，痰浊中阻者加半夏、白术，肝火盛者加菊花、龙胆草，气血虚者加黄芪、阿胶。

【用法用量】每日1剂，水煎，分2次温服，2周为1个疗程。

【功效】滋补肝肾，调整阴阳，疏通血脉。

◎ 清热活血汤

【药物组成】当归10克，生地黄、生杜仲、酒黄芩、桑寄生各12克，红花、赤芍、石决明、桃仁各9克，夏枯草24克，谷精草15克，川芎、甘草6克。

【用法用量】每日1剂，水煎，分早、晚2次服，30天为1个疗程，服药期间停用其他药物。

【功效】清肝泻火，活血化瘀。

◎ 清心降压饮

【药物组成】生地黄、石决明各30克，竹叶、白茅根、丹参、益母草、夏枯草、豨莶草各10克，白芍、菊花各15克，灯心草、甘草各

3 克。头痛者加钩藤、蔓荆子各 10 克；大便秘结者加大黄 6 克；血脂高者加山楂 15 克，苍术 10 克；阴虚甚者加麦冬 15 克，五味子、女贞子各 10 克。

【用法用量】 每日 1 剂，水煎 2 次，合药液后分早、中、晚服，1 个月为 1 个疗程，一般治疗 2 个疗程。

【功效】 清心降火，活血利水。

◎ 参七楂蒲汤

【药物组成】 丹参、山楂各 30 克，天麻 15 克，三七、石菖蒲、钩藤、水蛭各 10 克。肝火亢盛型加龙胆草、黄芩各 10 克，栀子 15 克；痰浊壅盛型加胆南星 8 克，白术 10 克；阴虚阳亢型加炙龟甲 20 克，山茱萸、菊花各 10 克；阴阳两虚型加淫羊藿 15 克，枸杞子、煅龙骨、煅牡蛎各 20 克。

【用法用量】 每日 1 剂，水煎 2 次，将药液混合后，分早晚饭后 30 分钟温服，30 天为 1 个疗程。

【功效】 活血化瘀，祛湿化浊，降脂降压。

◎ 疏风活血汤

【药物组成】 菊花、桑枝、丹参各 15 克，柴胡、红花、栀子、丹皮、赤芍各 10 克，葛根、地龙各 12 克，蔓荆子 9 克，薄荷 6 克。血瘀明显者加川牛膝、三棱、莪术，热象重者加黄芩，夹痰者加胆南星、竹沥汁，头重水肿者加益母草、泽兰。

【用法用量】 每日 1 剂，水煎，分早、晚 2 次温服，服药期间停用其他药物。

【功效】 清肝泻火，清热利湿。

◎ 天麻地黄汤

【药物组成】 天麻、熟地黄、山茱萸、丹皮、茯苓、泽泻、钩藤、山药、葛根各 15 克，全蝎、甘草各 3 克。

【用法用量】 每日 1 剂，水煎服。同时配合氨氯地平片，每次 5 毫克，每日 1 次，口服，8 周为 1 个疗程。

【功效】 平肝潜阳，滋肾养阴。

◎ 泻肝通腑汤

【药物组成】 决明子、炒莱菔子各 30 克，芦荟、当归、龙胆草、生地黄、山茱萸各 12 克，甘草 10 克。大便秘结者加炒大黄 12 克，眩晕、手足震颤者加龙骨、牡蛎各 30 克。

【用法用量】 每日 1 剂，水煎服，1 个月为 1 个疗程。注意低盐饮食，养心静志，作息有时。

【功效】 泻肝通腑，兼以养阴。

◎ 抑肝降压汤

【药物组成】 天麻、石决明、草决明、川牛膝、栀子、白芍、杜仲、泽泻各 15 克，钩藤 30 克，夏枯草 12 克，菊花 10 克，茯苓 20 克。

【用法用量】 每日 1 剂，水煎，分 2 次服，1 个月为 1 个疗程。

【功效】 抑肝潜阳，清肝明目。

二、常用的降压中成药

目前，市面上治疗高血压的中成药有很多，要注意选择适合自己病情的，最好是经过中医师诊断后选用。以下是一些常见的降压中成药。

表 3-1　常用的降压中成药

名称	主要成分	功用及主治	服法及用量	注意事项
罗布麻降压片	罗布麻、夏枯草、钩藤、珍珠母、泽泻、菊花、牛膝、山楂	平肝潜阳，息风活血，通络止痛。用于肝阳上亢，瘀血阻络，头晕目眩，头痛，烦躁及高血压、高血脂、动脉硬化见上述证候者	口服，一次 4～6 片，一日 3 次	

名称	主要成分	功用及主治	服法及用量	注意事项
降压丸	珍珠母、龙胆、槐米、夏枯草、地黄、牛膝	用于高血压病，头痛眩晕，耳鸣目胀等	口服，每次6克，每日2次	孕妇慎服
舒心降压片	郁金、丹参、红花、葛根、桃仁、槐米、钩藤、菊花、牛膝、柏子仁	具有活血化瘀、舒心降压之功效，用治原发性高血压、动脉粥样硬化、冠心病等	每次6~8片，每日3次	
牛黄降压丸	牛黄、珍珠、冰片、黄芪、郁金	具有清心化痰、镇静降压之效。用治肝阳上亢、痰涎壅盛之头晕目眩、性情烦躁等	每次1~2丸，每日1次	
清脑降压片	黄芩、夏枯草、磁石(煅)、钩藤、决明子、珍珠母、牛膝、当归、地黄、丹参、水蛭、地龙等13味	平肝潜阳，清脑降压。用于肝阳上亢，血压偏高，头晕头昏，失眠健忘等	口服，一次4~6片，一日3次	孕妇忌服
醒脑降压丸	栀子、玄精石、珍珠母、辛夷、零陵香、朱砂、雄黄、冰片	通窍醒脑，清心镇静，抗热消炎。用于高血压病，言语不清，痰涎壅盛等	口服，一次10~15粒，一日1~2次	孕妇及胃肠溃疡者忌服
山楂降压胶囊	山楂、夏枯草、菊花、小蓟、决明子	平肝降火，利湿化瘀。适用于高血压病合并高血脂症之肝火亢盛证，症见头痛眩晕、耳鸣目胀、面赤、脉弦等	口服，一次2粒，一日2次	
天麻钩藤颗粒	天麻、钩藤	平肝息风，清热安神。用于治疗肝阳上亢型高血压等所引起的头痛、眩晕、耳鸣、眼花、震颤、失眠	开水冲服，每次10克，每日3次，或遵医嘱	阴虚之动风证忌用

应用中成药的注意事项有哪些？

（1）饮食宜清淡、低盐、低脂；食勿过饱；忌食辛辣、油腻厚味。

（2）孕妇、哺乳期妇女应在医师、药师指导下服用。

（3）忌浓茶，戒烟限酒，忌饮烈性酒，每天饮纯酒精量应控制在25克以下。

（4）保持心情舒畅，劳逸结合；忌过度思虑，避免恼怒、抑郁等不良情绪。

（5）血压明显升高，或用药后血压不降（或降压不明显）时，应配合其他降压药使用，或及时去医院诊疗；

（6）有出血倾向或伴有心、脑、肝、肾等疾病的患者应去正规医院诊疗。

三、高血压病合并症的选方用药

1. 高血压病合并高脂血症

中医认为高血压病合并高脂血症的发生主要与机体阴阳平衡失调、气滞血瘀、痰浊内生等因素有关。根据发病机制和临床表现的不同，中医通常将其分为阴虚阳亢型、痰浊壅滞型、瘀血阻络型3种基本证型，下面是其选方用药。

（1）阴虚阳亢型

【主要表现】眩晕头痛，面红目赤，烦躁易怒，耳鸣肢麻，腰膝酸软，口苦口干，舌质红，苔薄少，脉弦细。

【治疗原则】滋阴潜阳。

【选方】天麻钩藤饮加减。

【基本用药】钩藤、决明子、桑寄生各12克，菊花、川牛膝、枸杞子、生地黄、益母草各9克，何首乌18克，天麻、栀子、甘草各6克，并注意随症加减。

【用法用量】每日1剂，水煎取汁，分早晚2次服。

（2）痰浊壅滞型

【主要表现】头晕头痛，胸脘痞闷，肢麻口黏，体胖腹胀，舌质淡，苔白腻，脉弦滑。

【治疗原则】化痰降浊。

【选方】温胆汤加减。

【基本用药】半夏、陈皮、瓜蒌、泽泻、莱菔子、决明子各9克，茯苓、夏枯草各12克，枳实、竹茹、僵蚕、甘草各6克，并注意随症加减。

【用法用量】每日1剂，水煎取汁，分早晚2次服。

（3）瘀血阻络型

【主要表现】头痛如针刺，头晕，胸闷或胸胁刺痛，健忘心悸，或四肢麻木，或失眠多梦，舌质紫暗，苔薄少，脉弦涩。

【治疗原则】活血通络。

【选方】血府逐瘀汤加减。

【基本用药】桃仁、川芎、赤芍、当归、川牛膝各9克，夏枯草、山楂各12克，丹参24克，红花、枳壳、柴胡、蒲黄、甘草各6克，并注意随症加减。

【用法用量】每日1剂，水煎取汁，分早晚2次服。

2．高血压病合并糖尿病

高血压病属于中医学"眩晕""头痛"的范畴，糖尿病属于中医学"消渴"的范畴。中医认为，高血压病合并糖尿病的基本病理机制是机体阴阳平衡失调加重，在肝肾阴虚、阴虚阳亢的基础上，又有燥热内生、耗伤阴津而水谷运化失常，因而这类患者除眩晕、头痛等高血压病的临床表现外，还有多饮、多食、多尿、形体消瘦等糖尿病的症状。根据高血压病合并糖尿病患者发病机制和临床表现特点的不同，中医通常将其分为肝肾阴虚型、阴虚阳亢型及阴阳两虚型3种基本证型，下面是其选方用药。

（1）肝肾阴虚型

【主要表现】头晕头痛，健忘耳鸣，心烦失眠，形体消瘦，口燥咽干，腰膝酸软，或尿频量多，舌质红，苔薄少，脉弦细。

【治疗原则】 滋补肝肾，养阴生津。

【选方】 杞菊地黄汤加减。

【基本用药】 熟地黄、山药、枸杞子、丹参、夏枯草各15克，茯苓、玄参、桑寄生、川牛膝各12克，山萸肉、丹皮、泽泻、菊花、生地黄各9克，甘草6克，并注意随症加减。

【用法用量】 每日1剂，水煎取汁，分早晚2次服。

（2）阴虚阳亢型

【主要表现】 头胀头痛，眩晕耳鸣，急躁易怒，失眠多梦，面色潮红，腰膝酸软，口干口苦，肢体麻木，形体消瘦，舌质红，苔薄少或苔黄燥，脉弦细数。

【治疗原则】 补益肝肾，滋阴潜阳。

【选方】 天麻钩藤饮加减。

【基本用药】 天麻、桑寄生、黄芩、益母草各12克，钩藤、川牛膝、枸杞子、石决明、天冬、生地黄、玄参各15克，栀子9克，代赭石、生龙骨、生牡蛎各24克，甘草6克，并注意随症加减。

【用法用量】 每日1剂，水煎取汁，分早晚2次服。

（3）阴阳两虚型

【主要表现】 眩晕耳鸣，头痛头空，气短乏力，心悸少寐，腰膝酸软，畏寒肢冷，小便清长，面浮肢肿，口干，舌质淡体胖，脉沉细。

【治疗原则】 滋阴助阳，温补脾肾。

【选方】 金匮肾气丸加减。

【基本用药】 熟地黄、山药、白术各15克，淫羊藿、丹皮、泽泻、桂枝、制附子各9克，桑寄生、茯苓、川牛膝各12克，党参、黄芪、益母草各30克，甘草6克，并注意随症加减。

【用法用量】 每日1剂，水煎取汁，分早晚2次服。

3. 高血压病合并冠心病

中医认为，高血压病合并冠心病的基本病理机制是机体阴阳失调日久，气滞血瘀，或痰浊内阻，导致瘀阻心络，这类患者往往既有高血压病眩晕头痛的症状，又有胸闷、心前区疼痛等冠心病的临床表现。根据高血压病合并冠心病患者发病机制和临床表现特点的不同，中医通常将其分为阴虚阳扰型、气滞血瘀型、痰浊内阻型以及胸阳痹阻型 4 种基本证型进行辨证治疗。

（1）阴虚阳扰型

【主要表现】 头晕头痛，胸闷不适或胸痛，失眠盗汗，手足心热，腰膝酸软，舌质红，苔薄少，脉弦细数。

【治疗原则】 滋阴降火。

【选方】 天王补心丹加减。

【基本用药】 生地黄、天冬、麦冬、当归、玄参、柏子仁.、酸枣仁、枸杞子、白蒺藜、沙参各 9 克，茯苓 12 克，丹参 18 克，生石决明 30 克，五味子、甘草各 6 克，并注意随症加减。

【用法用量】 每日 1 剂，水煎取汁，分早晚 2 次服。

（2）气滞血瘀型

【主要表现】 眩晕头痛，心悸健忘，心痛时作，如针刺而痛处固定，舌质紫暗或有瘀斑，苔薄少，脉弦涩。

【治疗原则】 行气活血。

【选方】 血府逐瘀汤加减。

【基本用药】 桃仁、生地黄、菊花、葛根各 12 克，红花、当归、赤芍、枳壳、延胡索、郁金各 9 克，川牛膝 18 克，川芎、柴胡、甘草各 6 克，并注意随症加减。

【用法用量】 每日 1 剂，水煎取汁，分早晚 2 次服。

（3）痰浊内阻型

【主要表现】 眩晕头痛，身重恶心，呕恶痰涎，胸闷或胸痛，舌质淡或淡紫，苔厚腻，脉弦滑。

【治疗原则】 祛痰化浊。

【选方】 温胆汤合半夏白术天麻汤加减。

【基本用药】 半夏、白术、郁金各 9 克，茯苓、瓜蒌、钩藤各 12 克，陈皮、枳壳、厚朴、竹茹、天麻、甘草各 6 克，并注意随症加减。

【用法用量】 每日 1 剂，水煎取汁，分早晚 2 次服。

（4）胸阳痹阻型

【主要表现】 眩晕头痛，胸闷胸痛，心悸气短，受寒易诱发或加重，舌质淡或暗，苔薄白润，脉弦迟。

【治疗原则】 宣痹通阳。

【选方】 瓜蒌薤白桂枝汤加减。

【基本用药】 瓜蒌15克，薤白、半夏、葛根、淫羊藿各9克，茯苓12克，丹参18克，桂枝、枳壳、陈皮、甘草各6克，并注意随症加减。

【用法用量】 每日1剂，水煎取汁，分早晚2次服。

第三节 常用的降压西药

一、西药用药原则

积极改善生活方式，坚持服用疗效好、副作用少并能保证生活质量的降压药物，疗效学上遵从个体化原则，经济学上强调量力而行原则。

目前，临床上最常用的降压药物有六大类，包括利尿剂、β受体阻滞剂、血管紧张素转化酶抑制剂（ACEI）、血管紧张素受体拮抗剂（ARB）、钙拮抗剂（CBB）和α受体阻滞剂，这些药物各有所长，需根据不同症状对症治疗。

二、降压西药的临床运用

在配合治疗高血压的药物中，西药占有很重要的位置。有些人可能会担心西药的副作用而拒绝服用，但是，西药的降压效果快是不容忽视的，尤其对于一些严重的高血压病患者，西药能够更快地稳定病情，减少病症对患者的损害。目前，市场上比较常见的减压西药如下。

表 3-2　常见的降压西药

	常用药物名称及剂量	适应证	禁忌证	限制应用
利尿剂	氢氯噻嗪：12.5～25 毫克，一日 2 次 吲哒帕胺：1.5～2.5 毫克/次，一日 1 次	心力衰竭、收缩期高血压、老年高血压	痛风	血脂异常、妊娠、糖尿病、肾功能不全
β 受体阻滞剂	美托洛尔：12.5～50 毫克/次，一日 2 次 比索洛尔：5～10 毫克/次，一日 1 次 拉贝洛尔：100～200 毫克/次，一日 3 次	劳力性心绞痛、心肌梗死后、快速心律失常、心力衰竭、高血压伴头痛	哮喘、慢性阻塞性肺病、周围血管病、Ⅱ～Ⅲ度心脏传导阻滞	高甘油三酯血症、1 型糖尿病、体力劳动者
血管紧张素转化酶抑制剂（ACEI）	卡托普利：25～50 毫克/次，一日 3 次 依那普利：5～10 毫克/次，一日 2 次 福辛普利：10～20 毫克/次，一日 1 次	心力衰竭、左心室肥厚、心肌梗死后、糖尿病微量蛋白尿	妊娠、双侧肾动脉狭窄、血肌酐＞3 毫克/分升、高血钾	重度血容量减少，重度主动脉瓣、二尖瓣狭窄，缩窄性心包炎，重度充血性心力衰竭
血管紧张素受体拮抗剂（ARB）	氯沙坦：50～100 毫克/次，一日 1 次 缬沙坦：80 毫克/次，一日 1 次 替米沙坦：40～80 毫克/次，一日 1 次	心力衰竭、左心室肥厚、心肌梗死后、糖尿病微量蛋白尿、ACEI 所致咳嗽	妊娠、双侧肾动脉狭窄、血肌酐＞3 毫克/分升、高血钾	重度血容量减少，重度主动脉瓣、二尖瓣狭窄，缩窄性心包炎，重度充血性心力衰竭
钙拮抗剂（CBB）	尼群地平：10～20 毫克/次，一日 3 次 氨氯地平：5～10 毫克/次，一日 1 次 非洛地平：5～10 毫克/次，一日 1 次	高血压、冠心病、稳定型及变异型心绞痛	妊娠	心力衰竭、心脏传导阻滞
α 受体阻滞剂	哌唑嗪：0.5～2 毫克/次，一日 3 次	前列腺肥大、糖耐量降低	直立性低血压	充血性心力衰竭

三、联合用药的原则及方案

（1）降压药联合应用的核心原则是增强疗效、减少不良反应。合理地联合使用不同类药物，不仅能使各类药物的降压作用相加或增强，还可减少不良反应。

（2）降压药联合用药应采取小剂量联合，一般情况下可用2～3个剂型剂量，氢氯噻嗪只用半个或1个剂型剂量。

（3）降压药应用一般从1种一线药开始，当疗效不佳时可加用其他种类的降压药，只有部分重症病例或已有严重并发症患者才可能一开始就联用2～3种药物。此外，高血压病患者究竟需几种降压药才能将血压控制在目标水平，取决于高血压病的程度。高血压急症还需静脉使用降压药。

常用联合方案有：ACEI+利尿剂、ACEI+钙拮抗剂、ARB+利尿剂、ARB+钙拮抗剂、β受体阻滞剂+利尿剂、β受体阻滞剂+二氢吡啶类钙拮抗剂、β受体阻滞剂+α_1受体阻滞剂。

（4）降压药之间的配伍禁忌

① 同类药物不能联合应用。

② β受体阻滞剂不宜与可乐定、胍乙啶、哌唑嗪、维拉帕米、硫氮䓬酮等药物合用。

③ 其他联合禁忌。胍乙啶+哌唑嗪、二氮嗪+呋塞米、可乐定+甲基多巴、ACEI+保钾利尿药、噻嗪类利尿药+二氮嗪。

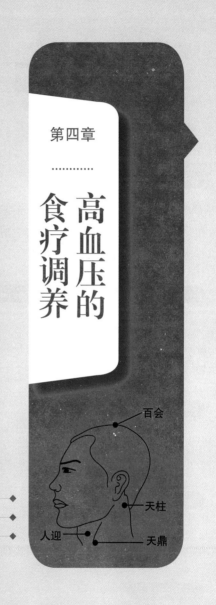

第四章

高血压的食疗调养

百会

天柱

人迎

天鼎

第一节　饮食原则

一、高血压病患者的饮食原则

◎ 节制饮食

避免进餐过饱，减少甜食，把体重控制在正常范围内。对老年高血压病患者，应依据本人工作及生活情况按标准算出摄入热量的值，再减少 15% ~ 20%。

◎ 避免进食高热量、高脂肪、高胆固醇的"三高"饮食

适当限制饮食中的蛋白质供应量，每天每千克体重蛋白质的供应量应在 1 克以内。可以常吃豆腐及豆制品、豆芽、瘦肉、鱼肉、鸡肉等食物，如果无高脂血症，每日可吃 1 个鸡蛋。

◎ 食用油宜选择植物油

如豆油、菜籽油以及玉米油等，这些植物油对预防高血压病及脑血管的硬化和破裂有一定好处。荤油和油脂类食品要尽量少吃。

◎ 饮食宜清淡

多吃维生素含量丰富及膳食纤维多的新鲜蔬菜和水果；平时饮茶宜清淡，忌浓茶、浓咖啡，辛辣调味品少吃。

◎ 忌烟限酒

高血压病患者戒烟可以减少心脑血管并发症的危险因子；严格控制

饮酒，如若少量饮用，日饮用量必须在 50 毫升以内，要绝对禁止酗酒。

◎ 降低摄盐量

钠的过多摄入对老年人心血管和血液黏度十分不利，对高血压病更是一个致病因子。一般患者每日摄盐量应限制在 6 克以内，不要大于此限值，老年人每日摄盐量应限制在 4 克左右，对降低及稳定血压大有裨益。高血压病患者每日摄盐量应在 2 克以下。

◎ 补充机体可吸收的钙

高钙饮食是控制高血压病的有效措施之一。钙有"除钠"作用，可保持血压稳定。高血压病患者每天补充 1000 毫克钙，连补 8 周，就可以使血压明显下降。

◎ 主食中宜多吃粗粮、杂粮

多吃糙米、玉米等，少吃精制米、精制面粉；在烹饪中宜选用红糖、蜜糖，少用或不用绵白糖、白砂糖。这样可不断补充机体缺乏的镉，并改善和提高锌 / 镉比值，阻止动脉粥样硬化及减少镉的积聚，对高血压病的防治十分有益。

◎ 改善膳食中的钾 / 钠比（即 "K 因子"）

良好的 K 因子应 ≥ 3，只有 K 因子保持在 3 以上，才能够使身体各器官、组织发挥良好的功能。研究报告表明，当 K 因子降低到 3 以下，甚至到达 1 ~ 1.5 时，高血压病的患病率就大大增加。一般植物的钾 / 钠比均在 20 以上，K 因子 ≥ 10 的食物对高血压病都有较好的防治作用。适当增加膳食中钾的摄入，或者在烹调时用钾盐代替钠盐，以及适当增加新鲜水果的摄入，均能降低血压。

二、高血压合并糖尿病患者的饮食原则

◎ 严格控制总热量

按照摄入热量计算，一天中所有食物都要计算热量，包括点心、水果和零食。

◎ 适当控制主食量

活动量不大的患者每天应吃主食 250 ~ 300 克；轻体力劳动者每天 350 ~ 400 克；重体力劳动者每天 450 ~ 550 克。主食要轮换食用或混合食用，以提高营养价值。

◎ 按规定进食糖类食物

要适量食用蔬菜、奶、粮食、水果、豆制品、硬果类食物等。

◎ 食物宜粗

在主食定量的范围内尽量多吃粗杂粮及豆类，蔬菜以绿叶菜为佳，这些食物可有效防治血糖吸收过快，还可降低胆固醇，预防动脉硬化。

◎ 不宜大量吃水果

水果易于消化和吸收，而且含有较高的果糖和葡萄糖，因此吃水果后会使血糖迅速升高，对患者不利。

◎ 不可大量饮酒

酒精只供热量，不含其他营养，且长期饮用不利肝脏，而且易引起血清甘油三酯的升高。对高血压及糖尿病不利。

三、高血压合并高脂血症患者的饮食原则

◎ 主食以谷类为主粗细搭配

粗粮中可适量增加玉米、莜面、燕麦等成分，保持糖类供热量占总热量的 55% 以上。

◎ 保持热量均衡分配

饥饱适度，不宜偏食，切忌暴饮暴食，改变晚餐丰盛和入睡前吃夜宵的习惯。膳食成分中应含有足够的维生素、矿物质、植物纤维及微量元素。

◎ 多吃新鲜蔬菜和瓜果

保证每人每天摄入的新鲜水果及蔬菜达 400 克以上，并注意增加深色或绿色蔬菜的比例。

◎ 增加豆类食品，提高蛋白质利用率

多吃大蒜、洋葱、山楂、香菇、木耳、大豆制品等降脂食品。以干豆计算，平均每天应摄入 30 克以上，或豆腐干 45 克、豆腐 75 ~ 150 克。

◎ 食用油以植物油为主

膳食成分中应减少饱和脂肪酸，增加不饱和脂肪酸，使饱和脂肪酸供热量不超过总热量的 10%，单不饱和脂肪酸占总热量的 7% ~ 10%。提高多不饱和脂肪酸与饱和脂肪酸的比值。每人每天用 25 ~ 30 克为宜。膳食中胆固醇含量不宜超过 300 毫克／天。

四、高血压合并心脏病患者的饮食原则

◎ 多吃新鲜的蔬菜和水果

可经常食用萝卜、甘蓝、黄瓜、芹菜、卷心菜以及其他对心血管有

保护作用的绿叶蔬菜，因为新鲜的绿色蔬菜有利于心肌代谢，改善心肌功能和血液循环，促使胆固醇的排泄，防止高血压的发展。

◎ 低盐

食盐过多会加重病情，通常而言，高血压病患者每天摄取盐量最好控制在 4～6 克以下。需要注意的是，在低盐饮食的同时，要增加钾的摄入，钾可以保护心肌细胞，所以可多吃含钾的食品，如苋菜、菠菜、油菜、番茄、苦瓜、山药等。

◎ 多吃动物蛋白

动物蛋白能够改善血管弹性，营养丰富且利于吸收，如鱼、虾等动物蛋白可以去脂，防止动脉硬化，还可以抗血栓。但是要少吃鸡汤、肉汤类，因为肉汤中含大量氮浸出物，能够使体内尿酸增多，加重心、肝、肾的负担。

◎ 控制胆固醇、脂肪酸的摄入

少吃油腻食品，特别是动物脂肪，限制食用各种动物内脏、肥肉、奶油、蛋黄、鱼子、鳝鱼、蟹黄等含胆固醇、脂肪酸较高的食物，可以适量食用花生油、玉米油等植物油。为了避免加重肾脏的负担，蛋白质摄入量也不要太多，通常每天每千克体重摄入优质蛋白质 1 克左右为宜。

五、高血压合并便秘患者的饮食原则

◎ 结肠张力减退型便秘，食物应富含纤维

结肠张力减退型便秘即结肠运动迟缓乏力引起结肠性便秘，因此需要摄取能刺激结肠、促进结肠运动的食物，例如含纤维丰富的蔬菜、水果等。生蔬菜、豆腐渣、谷物等的纤维含量较多，可多食用。

便秘的人通常体内水分不足，因此早餐前喝冷牛奶或凉开水有助于

排便。蜂蜜、麦芽糖、橘子、草莓等有使大便发酵变软的功效，也可多食用。酸奶、奶酪可增加结肠张力，因此是便秘者的理想食物，但不可一次食用过多，贵在坚持，最好每天食用。咖喱粉、胡椒、芥末等香料调味品都可刺激肠胃，促进排便，但不可食入过多，否则会加重胃的负担。

◎ 结肠痉挛型便秘，应避免刺激性食物

精神紧张、精神压力大，都会引起大肠痉挛导致便秘。患上结肠痉挛型便秘后，吃进去的食物滞留肠中，不断堆积，引起腹部疼痛，时常出现便意，却解不出便，粪块积存在直肠，产生刺激，感到肚子像针扎般疼痛。

结肠痉挛型便秘患者的食物与张力减退型便秘患者的食物不同，结肠痉挛型便秘患者应选择能抑制肠的过敏性运动的食物——即易于消化的食物进食，同时，还要注意放松心情，消除紧张情绪。应该少吃或不吃冷的、油炸的或含纤维多的食物，啤酒、香辣调味品会刺激肠胃，加重便秘。为了利于消化，可将牛奶加热后再喝。

◎ 直肠型便秘

有了便意却无意识地忍耐，造成习惯性忽视便意，久而久之，直肠对于粪便充盈的刺激丧失了敏感性，于是导致直肠型便秘。直肠型便秘患者在食物方面不必格外注意，关键在于重视便意。

六、高血压合并肾衰竭患者的饮食原则

◎ 摄入优质蛋白质

肾衰竭患者需要限制蛋白质的摄取量，以减轻肾脏的负担。但也不可吃得太少，否则会消耗身体的肌肉及内脏组织，因此必须摄取优质的动物性蛋白质食物。由于植物性蛋白质在体内的利用率较低，代谢后产生较多含氮废物，所以不可任意食用豆类、豆类制品、核果类等。

◎ 适当补充维生素和微量元素

慢性肾衰竭患者应补充维生素 B_1、维生素 B_2、维生素 B_6、维生素 C、叶酸、活性维生素 D，微量元素主要是补充铁。而维生素 A 对肾脏不利，故不宜补充。

◎ 维持钙的平衡

钙不足时，可以多吃牛奶、钙片及维生素 D，可减少甲状腺功能亢进症的发生。

◎ 适当补充热量

由于在限制蛋白质的情况下，米饭类主食的摄取量受到限制，容易造成热量不足，使体内蛋白质消耗、尿素增加，身体日渐消瘦、抵抗力减弱。

◎ 不可摄入过多钠和钾

钠与高血压的关系大家都明白，平时应限制摄盐量。至于钾也不能摄入太多，血钾太高会引起严重的心脏传导和收缩异常，导致心搏无力，甚至死亡。当肾衰竭时，应避免食用钾离子含量高的蔬菜水果，并避免生食蔬菜。烹调时，蔬菜先用滚水烫过，去掉汤汁再用油炒，可减少钾的摄入量。

◎ 不宜摄入过多水分

当肾脏衰竭且排尿减少时，水分会蓄积在体内，使心脏血管的负荷增加，造成全身水肿、体重增加、咳嗽、呼吸急促，并发高血压、心力衰竭、心包膜炎。因此，要避免喝大量的水，可以凉水漱口、嚼口香糖，尽量将服药时间集中，以汤水食用，减少喝水量。

饮食调养方法有哪些原则?

因人制宜

（1）根据年龄　不同的年龄有不同的生理特征，应根据年龄特征配制膳食。儿童生长快速，代谢旺盛，但为稚阴稚阳之体，易伤食罹虫，故应健脾消食，选食山药粥、蜜饯山楂等，慎食温热峻补食物。老年人脏腑机能减退，气血既衰，宜食温热熟食物、易消化而性温滋补之品，忌食黏硬生冷食物。

（2）根据性别　男女生理各有特点，尤其女性有经带胎产，屡伤于血，故常血偏不足而气偏有余，平时应食以补血为主的膳食。经期、孕期宜多食养血补肾食物，产后应考虑气血亏虚及乳汁不足等，宜选食益气血、通乳汁的食物，如归参炖母鸡、炖猪蹄等。

（3）根据体质　体质偏寒的人宜食温热性食物，如姜、葱、蒜、桂圆肉、羊肉等，少食生冷偏寒食物；体质偏热的人宜食寒凉性食物，如绿豆、西瓜、芹菜、梨等，少食辛燥温热食物。体胖之人多痰湿，宜吃清淡化痰的食物，为能饱腹，可多吃些纤维素较多的蔬菜，如芹菜、韭菜、笋子等。体瘦的人多火，宜吃滋阴生津的食物，若脾胃功能欠佳者，可常吃山药莲子粥等。健康之人阴平阳秘，气血调和，饮食起居正常。男子多宜滋补肝肾，女子常宜调补气血。

（4）根据病情　病情有寒、热、虚、实的不同，根据不同的情况，选择相应的食物，寒者热之，热者寒之，虚者补之，实者泻之。如寒凉疾病可食姜、酒、羊肉、狗肉等以温热之；燥热疾病可吃荸荠、生梨、生藕、香蕉、芹菜、西瓜等以凉之；实性不通性疾病可服麦芽、山楂、鸡内金、陈皮等以通泻之；气血虚衰性疾病可服当归、人参等以补益之。

（5）因时制宜

四时气候的变化，对人体的生理功能、病理变化均产生一定的影响，故应注意气候特点。中医学中有"春夏养阳，秋冬养阴"之养生准则。

（6）因地制宜

地域不同，人的生理活动、饮食特点和病变特点也不尽相同，故应根据不同的地域配制膳食。如东南沿海地区，气候温暖潮湿，居民易感湿热，宜食清淡除湿的食物；西北高原地区气候寒冷干燥，居民易受寒伤燥，宜食温阳散寒或生津润燥的食物。

第二节　降压食物

一、降压蔬菜

◎ 芹菜

芹菜味甘，性凉，无毒。芹菜茎叶中含芹菜苷、佛手苷内酯、挥发油、有机酸、胡萝卜素、维生素C、糖类等，具有降低血压、镇静、利尿等作用，对高血压引起的头晕、头痛较为适用。常用鲜芹菜250克，洗净，用沸水烫2分钟，捞出后切细捣汁（或者鲜芹菜适量直接榨汁），每服1小杯，日服2次。

◎ 海菜

又名海青菜、苔条，味咸，性寒。全草含藻胶及较多的糖类、维生素和氨基酸，尤含多量无机盐。化湿清热，具有降低胆固醇的作用，降血压作用明显。常用海菜15克，夏枯草20克，水煎服，每日2次，可持续应用一个时期。

◎ 莼菜

又称锦带，味甘，性寒，无毒。莼菜含有维生素 B_{12}、叶酸，富含蛋白质。具有平肝潜阳、解毒消瘀作用。临床实验显示，有降压与抗癌作用，能抑制部分未分化细胞的有丝分裂。常用鲜莼菜50克，加冰糖适量炖服，10日为1个疗程，可连续服用。

◎ 荠菜

荠菜味甘，性平，无毒，全草富含B族维生素及维生素C、胡萝卜素、烟酸、黄酮苷、蛋白质、脂肪、荠菜酸钾、胆碱、乙酰胆碱；另含枸橼酸、脂肪酸、钙盐、钾盐、钠盐等；其籽含有脂肪油及微量芥子油、胆碱、苦杏仁酶等。另外，荠菜中除含有降低血压的有效成分外，还含有兴奋呼吸的成分。凡高血压、眼底出血患者，可用荠菜花15克，墨旱莲12克，水煎服，每日3次，连服15日为1个疗程，请医生复测血压，如未降可继服1个疗程：若血压已有明显降低，可酌情减服，每日2次，每次量略微减少。

◎ 木耳

木耳有黑、白木耳之分，均可入肴。其味甘，性平，无毒。黑木耳或白木耳，所含成分大致相同。含有蛋白质、脂肪、糖、钙、磷、胡萝卜素、核黄素、尼克酸等。干木耳还含磷脂、甾醇等。具有养胃益气、和中凉血、降压利尿及滋补强壮作用。常用黑木耳或白木耳3克，清水浸泡1夜，于饭锅上蒸1～2小时，加入少量冰糖，每日1次，10日为1个疗程。可持续服用，无不良反应。

◎ 海藻

海藻味咸，性寒，无毒。含海藻酸、粗蛋白、甘露醇、钾、碘等。具有软坚、凉血、利尿的作用。常用海藻100克，煎水服用。亦可与紫菜、海带配伍。

◎ 番茄

番茄味酸、微甘，性平，无毒。果实富含蛋白质、脂肪、糖类及钙、磷、铁、烟酸、胡萝卜素，以及维生素 B_1、维生素 B_2、维生素 C 等。具有凉血平肝、清热解毒的作用。能降血压、降血脂，还可以抑制细菌的生长。可每日早晨空腹生食1个鲜番茄。

◎ 淡菜

淡菜味甘，性温，无毒。含蛋白质、脂肪、糖类、烟酸、维生素 A

和 B 族维生素，以及钙、铁等。具有补虚除热、降低血压及降血脂的功效。常用淡菜 15 克，焙干研细，用煮熟黑木耳 1 朵，蘸淡菜细末，每晚用 1 次，连续 7 日为 1 个疗程。或用淡菜少许，配合荠菜或芹菜 15～30 克，每日煮汤喝，半个月为 1 个疗程，适宜高血压病患者常食。

◎ 大蒜

大蒜含有很多强烈的挥发油物质，还含有大蒜新素、大蒜苷等多种成分，具有降血压的功用。特别是大蒜的挥发油等物质，有增强血清纤维蛋白溶解活性的作用，对心肌梗死患者有一定的治疗效果。专家们建议，高血压病患者可在每天早晨空腹吃 1～2 个糖醋蒜头，有稳定的降压效果。

◎ 洋葱

洋葱含有前列腺素，并含有能激活血溶纤维蛋白活性的成分。这些有效成分是较强的血管舒张剂，能减少外周血管和心脏冠状动脉的阻力，且能抵消体内的儿茶酚胺等升压物质的作用，同时还能促进钠盐的排泄。所以，洋葱是高血压病患者的上好食物，也是上了年纪的人的保健佳蔬。

◎ 刺儿菜

刺儿菜又名刺菜、小蓟草，味甘，性凉，无毒。含挥发油、生物碱、树脂、菊糖、氰苷、皂苷等，具有抗菌及明显和持久的降血压作用，并能止血、抗菌。用以清热解毒、消炎、止血、恢复肝功能、促进肝脏细胞的再生。高血压病患者，可取 10 克，水煎代茶饮用，10 日为 1 个疗程，可持续使用，中间需及时复测血压变化，以便达到安全使用之目的。

◎ 茼蒿

茼蒿味甘、辛，性平，含有挥发性油和胆碱，具有降血压、补脑的作用。高血压病患者，可取生茼蒿一把，洗净切碎捣烂挤出鲜汁（也可直接用榨汁器打汁），用温开水冲服，每日2次，每次1小杯。

◎ 茄子

茄子味甘，性寒，有活血散瘀、消肿止痛、调治寒痛、祛风通络、止血等功效。近来研究发现，茄子所含的生物类黄酮（维生素P）具有降低毛细血管脆性、防止出血、降低血中胆固醇浓度和降血压作用。高血压、动脉硬化症、咯血、紫斑症患者，吃茄子有辅助治疗作用。

◎ 菠菜

菠菜味甘，性凉，无毒。全菜含蛋白质、脂肪、糖类、粗纤维、钙、磷、铁、胡萝卜素、硫胺素、尼克酸、维生素C、草酸等。有利五脏，通血脉，下气调中，止渴，润肠等作用。适于慢性便秘、高血压、痔疮患者，并能促进胰腺分泌，能助消化。高血压病患者便秘、头痛、面赤、目眩者，可用新鲜菠菜置沸水中烫约3分钟，用香油拌食，每日2次，每日250～300克，每10日为1个疗程，可以连续食用。

◎ 马兰头

马兰头味甘，性微寒，无毒。全草含蛋白质、维生素C、有机酸等。具有清凉、去火、止血、抗菌、消炎的功效。高血压、眼底出血、眼球胀痛，用马兰头30克，生地黄15克，水煎服，每日2次，10日为1个疗程。如无不适，可持续服用一段时期，以观后效。

◎ 胡萝卜

胡萝卜中含槲皮素、山柰酚等物质。这类物质与生物类黄酮（维生素P）的作用有关，具有促进维生素C作用和改善微血管的功能. 能增加冠状动脉血流量、降低血脂、促进肾上腺素合成，因而有降低血压、强心等效果。

◎ 白萝卜

白萝卜有稳定血压、软化血管、降低血脂的作用，可用新鲜白萝卜，洗净后榨取萝卜汁，每次约 50 毫升，每日 2 次，连饮 1 周，适于高血压头晕患者。

◎ 发菜

发菜含有多种人体必需氨基酸、不饱和脂肪酸、维生素和微量元素，对改善人体血液循环和器官功能有重要作用。因其具有补虚除热、降低血压、软化血管之功效，所以是高血压、动脉硬化患者的保健佳品。

◎ 青芦笋

芦笋中所含的有效成分，具有降低血压、加强心肌收缩、扩张血管和利尿作用，这对高血压及动脉硬化者尤为适宜。可将新鲜芦笋煮熟后捣烂成泥状，置冰箱内贮存，每天吃 2 次，每次 4 汤匙，加水稀释后冷饮或热饮。亦可将芦笋配入其他素菜炒食。

◎ 茭白

可用新鲜茭白 30 ～ 60 克，同等量旱芹菜水煎，适宜高血压病患者常饮，有降压功效。

◎ 黄瓜

黄瓜含有较多的钾盐，有利尿和降血压作用，并能清热、解暑，尤其适宜高血压病患者夏天服食，可切片煨汤，也可如常法素烧，还可洗净后生食，但高血压病患者不宜多食腌制过咸的黄瓜酱菜。

◎ 海蜇

将海蜇头 60 ～ 90 克，漂洗去咸味，与同等量荸荠一起煨汤喝。这对高血压伴有头昏脑涨、烦热口渴者最为适宜。《中华医学》杂志上也曾报道，临床上用此方法治疗各期高血压，疗效满意及好转者达

82.6%，可长期服用，无毒性和不良反应，对早期高血压效果更好。

◎ 紫菜

紫菜有降低血压、防止动脉硬化和脑出血的功效。最常见的食用方法是用紫菜煲汤喝。

◎ 香蕈

香蕈中含有一种核糖类物质，它可防止动脉硬化和降低血压，故适宜高血压病患者经常食用。配合其他降血压食品，如芹菜、黑木耳、萝卜、番茄、芦笋等一同食用更好。

◎ 金针菇

金针菇是一种高钾低钠食品，适宜给高血压病患者做汤或炒食，也可作火锅中的配料。还宜将金针菇洗净后置沸水中烫一下，捞起后细切，加入香油、调料、酱油拌匀作为冷盘食用。

◎ 草菇

可将草菇洗后清炒、单烩或做汤食用，尤其适宜高血压病患者夏季暑热天气时服食，因为草菇属消暑佳蔬。

二、降压水果

◎ 苹果

苹果能防止血液中胆固醇的增高，减少血液中的含糖量。高血压病、动脉硬化症、冠心病患者宜一年四季食用苹果，每天吃 1～2 个（中个的），持之以恒，必见效果。

◎ 西瓜

西瓜除不含脂肪外，它的汁液几乎包含人体所需的各种营养成分。

据近年来的研究证明，西瓜所含的糖、盐类和蛋白酶有治疗肾炎和降低血压的作用。西瓜子仁中也含有一种能降低血压的成分，取 9 ~ 15 克西瓜子仁生食或炒食，有降压作用。另外，西瓜皮（干品）13 克，草决明子 9 克，煎汤代茶饮，对高血压病患者也有较好的防治效果。

◎ 山楂

山楂含糖类、维生素、胡萝卜素、脂肪、蛋白质、淀粉、苹果酸、枸橼酸、钙和铁等成分，特别是维生素 C 的含量丰富，比苹果、桃子、梨等还多。现代医学研究认为，山楂对心血管系统疾病有医疗作用。国内外用山楂制成各种制剂，用于治疗高血压、冠心病、高脂血症都获得了明显效果。山楂对心血管系统有多方面的药理作用，能够扩张冠状动脉，舒张血管，增加冠脉血流量，改善心脏活力。山楂可清除脂质，能改善血管粥样病变。可用鲜山楂 10 个，洗净后捣碎，加冰糖适量，水煎服。

◎ 香蕉

香蕉性寒，味甘。含有糖类和各种维生素、果胶、矿物质等。中医认为，香蕉具有止烦渴、润肺肠、通血脉、填精髓的功效，高血压病患者常食之有益。常用的方法有：①香蕉，日食 3 次，每次 1 ~ 2 个，连续吃 1 个月；②香蕉果柄 25 克，白菜根 1 个，水煎加冰糖服：③香蕉皮或果柄 30 ~ 60 克煎汤服。

◎ 大枣

大枣含有丰富的维生素 C，近年来还发现含有治疗高血压的有效成分维生素 P，并有保护肝脏、补血安神的功效。患高血压和慢性胃炎的中老年人，经常吃些大枣，也是一种很好的食疗方法。

◎ 柿子

柿子味甘、涩，性寒，有清热去烦、止渴生津、健脾等功效，同时也能降低血压。实验证实，柿汁所含鞣酸成分及柿叶中提取的黄酮苷能降低血压，并能增加冠状动脉的血流量，从而有利于心肌的正常活动。

对于高血压和冠心病患者，可以取柿子榨汁，以牛奶或米汤调服，酌加适量冰糖，每服半茶杯，可作为防治卒中急用品。平时可取柿饼加适量水煮烂，当点心吃，每日2次，每次50～80克，常服有效。另外，用柿叶泡开水当茶饮，能促进机体新陈代谢，稳定和降低血压，增加冠状动脉血流量，对高血压和冠心病患者也有好处。

◎ 金橘

金橘含大量维生素C，还含有挥发油等成分，油中成分为枸橼醛、橙皮苷等，可降低毛细血管的脆性，可防治中老年常见病，如高血压病、冠心病、脂肪肝等。

◎ 葡萄

可以经常食用成熟的新鲜葡萄或葡萄干，因葡萄含钾盐较多而含钠量较低，这对高血压病患者颇为适宜。

第三节　高血压饮食调养

一、降压粥、羹调养方

◎ 白术泽泻红枣粥

【原料】白术12克，泽泻9克，红枣3枚，大米50克。

【制法】将白术、泽泻一同放入砂锅中，水煎去渣取汁，之后将药汁与淘洗干净的大米、红枣一同煮粥即可。

【用法】每日2次，分早、晚温热服食。

【功效】健脾利湿，化痰。

◎ 白萝卜粥

【原料】 新鲜白萝卜 150 克，粳米 120 克。

【制法】 先将白萝卜洗净、切成小块备用，再将粳米洗净，置于砂锅内加水大约 800 毫升。如常法煮粥，煮至米烂，粥快熟时加入备好的白萝卜块，再煮 5 ～ 10 分钟即可。

【用法】 早、晚餐温热食用。

【功效】 消食化痰，降气行滞。

◎ 半夏天麻白术粥

【原料】 法半夏 10 克，天麻 10 克，白术 10 克，橘皮 6 克，粳米 100 克，红糖 20 克。

【制法】 将半夏、天麻、白术、橘皮分别洗净，切片后同入砂锅，加水煎煮 20 分钟，去渣取汁，备用。将淘净的粳米放入砂锅，加水煮至粥将成时，调入药汁，加红糖后，以小火煨煮 10 分钟即成。

【用法】 早晚 2 次分服。

【功效】 化痰泄浊，平肝降压。

◎ 半夏天麻荷叶粥

【原料】 半夏 6 克，天麻 10 克，荷叶 12 克，大米 100 克，白糖适量。

【制法】 将半夏、天麻、荷叶一同放入砂锅中，加入清水适量，水煎去渣取汁，之后将药汁与淘洗干净的大米共同煮粥，待粥将成时加入白糖调匀，再稍煮即可。

【用法】 每日 2 次，分早、晚温热服食。

【功效】 健脾祛湿，息风化痰，降脂降压。

◎ 菠菜粥

【原料】 新鲜菠菜适量，粳米 120 克。

【制法】 先将菠菜洗净，放入沸水中，略烫数分钟，捞出后切细，与粳米煮粥。

【用法】 供早、晚餐温热食用。

【功效】 滋阴润燥，降低血压。

◎ 茺蔚子粥

【原料】 茺蔚子 10 克，枸杞子 15 克，大米 100 克。

【制法】 先将茺蔚子、枸杞子水煎去渣取汁，之后与淘洗干净的大米一同煮粥即成。

【用法】 每日 2 次，分早、晚温热服食。

【功效】 平肝潜阳，泻火息风。

◎ 冬瓜大米粥

【原料】 冬瓜 500 克，粳米 120 克。

【制法】 先将冬瓜洗净，去皮及子，然后切成小方块，再与洗干净的粳米一起放入砂锅内，用文火煮粥。待粥将熟时，再加入葱花、生姜末及适量食盐调味，再煮数分钟后即可。

【用法】 早、晚餐温热食用。

【功效】 清热解毒，利尿降压。

◎ 冬瓜赤小豆羹

【原料】 冬瓜 500 克，赤小豆 100 克，藕粉 30 克，红糖 20 克。

【制法】 先将冬瓜洗净，去除外皮及子，切碎，放入家用榨汁机中搅打成糜糊状，放在碗中，备用。然后将赤小豆淘净，放入砂锅中，加水适量，用中火煨煮至熟烂，加入红糖拌匀，再加入冬瓜糜糊，用文火煨煮至熟烂，再调入搅匀的湿藕粉，边煨边拌成羹即可。

【用法】 早、晚餐分别食用。

【功效】 补虚降压，利尿化痰。

◎ 葛根粥

【原料】 葛根粉 30 克，粳米 100 克。

【制法】粳米淘净后，放入砂锅，加水适量，大火煮沸至粥将成时，调入葛根粉，改用小火煨煮 15 分钟即成。

【用法】早晚 2 次分服。

【功效】平肝息风，清热解痉，降血压。

◎ 槐花粥

【原料】槐花 50 克，小米 60 克，粳米 100 克。

【制法】先将槐花拣净，备用。再将小米淘洗后，放入砂锅，先用旺火煮沸，再放入淘净的粳米，改用文火煨煮成稠粥；待粥将成时，加入槐花，拌匀，继续煨煮至沸即成。

【用法】早、晚餐分别食用。

【功效】滋阴补虚，平肝降压。

◎ 荠菜豆粉羹

【原料】新鲜荠菜 250 克，豆粉 50 克，米粉 30 克，蜂蜜 20 克。

制作；先将新鲜荠菜去根后洗净，入沸水锅中余 1 ～ 2 分钟，取出沥水，切碎成细末状，拌入少许植物油及生姜末，调和均匀，置碗中备用。将锅置火上，用旺火煮沸，缓缓调入豆粉和米粉，煨至黏稠时，加入荠菜细末，边搅拌边煮熬，待羹将成时停火，兑入蜂蜜，和匀即成。

【用法】早、晚餐分别食用。

【功效】滋补肝肾，利水降压。

◎ 健脑粥

【原料】百合 10 克，黑芝麻 20 克，核桃仁 25 克，大米 100 克。

【制法】将百合洗净，大米、黑芝麻淘洗干净，之后与核桃仁一同放入砂锅中，加入清水适量，文火煮粥即可。

【用法】每日 2 次，分早、晚温热服食。

【功效】补肾养肝，降压健脑。

◎ 菊苗粥

【原料】 新鲜菊花嫩芽或幼苗 70 克,大米 100 克,冰糖适量。

【制法】 将菊苗洗净切细,水煎取汁,之后将药汁与淘洗干净的大米、冰糖一同放入砂锅中,再加清水适量,煮成稀粥即可。

【用法】 每日 2 次,分早、晚温热服食。

【功效】 清肝火,降血压。

◎ 菊花粥

【原料】 菊花末 10 克,大米 50 克。

【制法】 将大米淘洗干净,放入砂锅中,加水煮粥,待粥熟时调入菊花末,再煮 1 ～ 2 沸即可。

【用法】 每日 2 次,分早、晚温热服食。

【功效】 散风热,清肝火,降血压。

◎ 橘皮山楂桂花羹

【原料】 新鲜橘皮 30 克,生山楂 60 克,桂花 2 克,白糖 12 克。

【制法】 先将新鲜橘皮反复洗净,切成豌豆样小方丁;再将山楂去核,洗净,切片;将桂花洗净,与橘皮丁、山楂片一起放入砂锅中,加水适量,先用旺火煮沸后,再改用文火煨煮 30 分钟,调入白糖,拌匀即成。

【用法】 当点心,早、晚分 2 次服用。

【功效】 活血化瘀,祛湿降压。

◎ 决明子粥

【原料】 决明子(炒)10 ～ 15 克,粳米 100 克,冰糖适量。

【做法】 先将决明子放入炒锅内炒至微有香气,取出,待冷却后,煎汁,去渣取汁,放入粳米煮粥,待煮至粥将熟时,加入冰糖,再煮 1 ～ 2 沸即可食用。

【用法】 每天 1 ～ 2 次,5 ～ 7 天为 1 个疗程,温热服食。

【功效】 清肝明目，润肠通便。

◎ 芦笋荸荠藕粉羹

【原料】 新鲜芦笋 120 克，荸荠 100 克，藕粉 60 克。

【制法】 先将芦笋洗净，切碎成细粒状，备用。再将荸荠洗净，除去外皮，切碎成细粒状，放入砂锅中，加水适量，煨煮 15 分钟，加入芦笋细粒，拌匀，再用文火煨煮至沸，调入湿藕粉，搅拌成羹即成。

【用法】 早、晚餐分别食用。

【功效】 平肝降压，化痰泻浊。

◎ 绿豆黑木耳粥

【原料】 黑木耳 30 克，绿豆 150 克，粳米 100 克，红糖 15 克。

【制法】 先将黑木耳用温水泡发，去蒂、洗净后切成碎末，备用；再将绿豆淘净后入砂锅，加水煨煮，至绿豆酥烂时再加入淘净的粳米，继续煨煮 10 分钟，待米烂熟后再加入黑木耳碎末和红糖，煮沸即可。

【用法】 早、晚餐温热食用。

【功效】 活血降压，益气除烦。

◎ 绿豆粥

【原料】 绿豆 60 克，粳米 100 克。

【制法】 将绿豆洗净，用温水浸泡 1 小时，放入砂锅，加水适量，煮沸后，改小火煨 30 分钟，缓缓加入淘净的粳米，煨煮成稠粥。

【用法】 早晚 2 次分服。

【功效】 清热解暑，利尿消肿，明目降压。

◎ 芹菜粥

【原料】 新鲜芹菜 60 克，大米 100 克。

【制法】 将芹菜洗净切碎，与淘洗干净的大米一同放入砂锅中，再加入适量清水，共煮成粥。

【用法】 每日2次，分早、晚温热服食。

【功效】 清热利湿，平肝降压，固肾利尿。

◎ 桑葚粥

【原料】 桑椹（干）40克，粳米100克。

【制法】 将干桑葚拣净，烘干后研成粉，备用。粳米淘净，放入砂锅，加水煮至粥将成时，调入桑椹粉，拌匀后，以小火煮15分钟即成。

【用法】 早晚2次分服。

【功效】 滋阴养血，补益肝肾，降血压。

◎ 山药绿豆羹

【原料】 山药120克，绿豆60克，蜂蜜30克。

【制法】 先将山药洗净，刮去外皮，切碎，捣烂成糊状，备用。再将绿豆淘净后放入砂锅，加水适量，用中火煮沸后再改用文火煨煮至熟烂呈开花状，再调入山药糊，继续煨煮10分钟，离火后兑入蜂蜜，拌和成羹即可。

【用法】 早、晚餐分别食用。

【功效】 清热解毒，益气降压。

◎ 天麻猪脑粥

【原料】 天麻10克，猪脑1个，大米150克。

【制法】 将猪脑洗净，与天麻一同放入砂锅中，再加入大米及适量清水，共同煮成稀粥，以大米熟、猪脑熟透为度。

【用法】 每日晨起温服1次。

【功效】 平肝息风，滋养益脑。

◎ 天麻钩藤红枣粥

【原料】 天麻12克，钩藤15克，红枣6枚，大米100克，白糖适量。

【制法】 将天麻、钩藤一同放入砂锅中，加入清水适量，水煎去渣取汁，之后将药汁与淘洗干净的大米、红枣共同煮粥，待粥将成时加入白糖调匀，再稍煮即可。

【用法】每日2次，分早、晚温热服食。

【功效】平肝息风，和中开胃。

◎ 豌豆红枣糯米粥

【原料】豌豆60克，红枣15枚，糯米120克。

【制法】先将豌豆、红枣洗净后放入温开水中浸泡半小时，再与淘洗干净的糯米一起放入砂锅中，加水适量，用文火煨煮1个小时，待豌豆、糯米熟烂呈开花状即可。

【用法】早、晚餐分别食用。

【功效】生津补虚，利湿降压。

◎ 银耳山药羹

【原料】银耳30克，山药120克，白糖15克，蜂蜜15克。

【制法】先将银耳用凉水泡发，涨发后去蒂、洗净、撕开，备用。再将山药洗净，刮去外皮，切成1厘米见方的小丁，与银耳一起放入砂锅中，加水适量，先用旺火煮沸后，再改用文火煨煮至黏稠状，加白糖，拌匀，离火，稍凉后兑入蜂蜜即成。

【用法】早、晚餐分别食用。

【功效】滋阴益精，和血降压。

◎ 银耳杜仲羹

【原料】银耳20克，炙杜仲20克，灵芝10克，藕粉30克，冰糖50克。

【制法】将杜仲、灵芝洗净，放入砂锅，加水煎煮3次，每次40分钟，合并3次煎汁备用。将银耳用清水泡发，拣杂后洗净，入砂锅，加水适量，用小火熬至微黄色，兑入药汁及冰糖，继续用小火熬至银耳酥烂成胶状，以调匀的湿藕粉兑入，勾成羹即可。

【用法】 当点心，早晚 2 次分服。

【功效】 滋补肝肾，舒筋降压。

◎ 紫菜绿豆粥

【原料】 紫菜 10 克，干绿豆 50 克，大米 100 克。

【制法】 将紫菜泡软，绿豆、大米淘洗干净，之后一同放入砂锅中，加入清水适量，共煮成粥即可。

【用法】 每日 2 次，分早、晚温热服食。

【功效】 清热化痰，利水降压。

◎ 紫菜豌豆羹

【原料】 紫菜 60 克，豌豆 300 克。

【制法】 先将豌豆洗净，烘干后磨成细粉，再将紫菜用水漂洗干净，备用。在砂锅中加水适量，先用旺火烧沸后再加入豌豆粉，煨煮 15 分钟后，再加入紫菜及适量湿淀粉，边煨边搅，加少量红糖，拌匀后即可。

【用法】 早、晚餐分别食用。

【功效】 和中下气，降压降脂。

◎ 紫皮大蒜糯米粥

【原料】 紫皮大蒜 40 克，糯米 120 克。

【制法】 先将大蒜去皮，切碎，剁成糜糊状，备用。再将糯米洗净，放入砂锅内，加水适量，煮成稀粥。待粥将熟时，放入大蒜糊，再用文火煮沸，3 ~ 5 分钟即可食用。

【用法】 早、晚餐温热食用。

【功效】 滋阴补虚，行滞降压。

二、降压菜肴调养方

◎ 菠菜炒生鱼片

【原料】生鱼片 180 克，菠菜 250 克，蒜茸、姜花、葱段各少许。

【制法】菠菜去根，洗净，略切几段，放入开水中焯过，捞起滤去水分。生鱼片用少许食盐拌匀。再起油锅，下蒜茸、姜花、葱段炒香，下生鱼片，洒入绍兴酒，略炒，再放菠菜调味，勾芡即成。

【用法】佐餐当菜，随意食用。

【功效】滋养肝阴，清热滑肠，降低血压。

◎ 大蒜腐竹焖甲鱼

【原料】甲鱼 500 克，大蒜 90 克，腐竹 60 克，生姜 4 片，葱花少许。

【制法】将甲鱼活剖宰，去肠脏，切块，用开水焯去血腥，捞起滤干水分。腐竹用清水浸软，切段。大蒜去皮洗净切段。起油锅，下姜、葱炒香，放入甲鱼、大蒜炒至微黄，洒少许酒，同时放入瓦锅内焖至鱼肉熟，勾芡、下葱花调匀即可。

【用法】佐餐当菜，随意食用。

【功效】滋养肝肾，健胃化滞。

◎ 炒洋葱丝

【原料】洋葱 200 克，酱油、醋、食盐、白糖各适量。

【制法】将洋葱洗净，切成细丝，备用。锅置火上，加植物油用大火烧至八成热，放入洋葱丝翻炒，加酱油、醋、食盐、白糖等调料各少许，拌炒均匀即成。

【用法】佐餐当菜，随意食用。

【功效】降压降脂，活心血，助消化。

◎ 莼菜鲤鱼

【原料】莼菜 200 克，鲤鱼 1 条（重约 500 克），绍酒、葱段、姜片、红糖、食盐、五香粉各适量。

【制法】将采收的鲜嫩莼菜用清水轻轻漂洗，捞出后入沸水锅中焯一下，放入碗中。鲤鱼去鳞、鳃及内脏，洗净后入砂锅，先以大火煮沸，撇去浮沫，加绍酒、葱段、姜片、红糖、植物油，改用小火煮至鲤鱼熟烂，加焯过的莼菜，再加食盐、五香粉，拌匀，煮至沸即成。

【用法】佐餐当菜，随意服食。

【功效】清热泻火，消肿降压。

◎ 大蒜烧茄子

【原料】大蒜 50 克，茄子 500 克，食盐 3 克，白糖 5 克，酱油 12 毫升，生姜 10 克，大葱白 12 克，干淀粉 12 克，植物油 50 毫升，清汤 250 毫升。

【做法】先将新鲜茄子撕去蒂儿，用清水洗净，切成块状，备用；再将生姜切成姜末，把大葱白切成葱花，备用；把大蒜去掉表皮，洗净，切成两瓣备用。将炒锅置于炉上用旺火烧热后，倒入植物油，待油烧至六成热时，放入备好的茄子煸炒，再放入生姜末、大蒜瓣一起炒，将茄子炒酥后，放入酱油，食盐，清汤，烧沸后，用文火焖 15 分钟，翻匀，撒入葱花，加上白糖、淀粉、水调成芡，收汁调匀，即可。

【用法】佐餐当菜，随意服食。

【功效】解邪毒，暖脾胃，降血压。

◎ 多彩银鱼

【原料】银鱼 350 克，胡萝卜 30 克，芹菜梗 30 克，水发冬菇 30 克，冬笋 30 克，鸡蛋 1 个，绍酒、淀粉、葱花、姜末、清汤、食盐各适量。

【制法】将银鱼择洗干净，装入碗中，加绍酒、淀粉、鸡蛋清，拌匀浆好。将胡萝卜、冬菇、冬笋分别洗净，切丝，芹菜梗切成段。锅置火上，加植物油用大火烧至六成热时，将银鱼投入砂锅中，急炒划开后，捞出控净油。原锅留底油烧热，放入葱花、姜末熘炒，加胡萝卜、芹菜、冬菇、冬笋，翻炒片刻，加银鱼、清汤、食盐，不断翻炒出香，用湿淀粉勾薄芡即成。

【用法】 佐餐当菜，随意食用，当日吃完。

【功效】 滋补肝肾，补钙降压。

◎ 豆腐皮炒海带

【原料】 豆腐皮 300 克，海带 50 克，葱花、姜末、绍酒、食盐、麻油各适量。

【制法】 将海带放入温水中浸泡 13 小时，洗净后切成丝；豆腐皮洗净，切细丝，亦可以腐竹替代。炒锅中加植物油，大火烧至七成热。加葱花、姜末炝锅，加豆腐皮丝、海带丝及清汤、绍酒、食盐，大火翻炒片刻，装盘后淋入麻油，拌匀即成。

【用法】 佐餐当菜，随意服食。

【功效】 滋养肝肾，泄浊降压。

◎ 枸杞子炒虾仁

【原料】 枸杞子 15 克，虾仁 200 克，绍酒、葱花、姜末、食盐各适量。

【制法】 将枸杞子洗净，用温水浸泡，备用。虾仁冲洗干净，滤干。炒锅置火上，加植物油烧至七成热，倒入枸杞子与虾仁，加绍酒、葱花、姜末，反复翻炒，待虾仁炒熟后，放入食盐少许，略炒即成。

【用法】 佐餐当菜，随意食用。

【功效】 双补阴阳，滋养降压。

◎ 海带爆木耳

【原料】 水发黑木耳 250 克，水发海带 100 克，蒜 1 瓣，调料适量。

【制法】 将海带、黑木耳洗净，各切丝备用。菜油烧热，爆香蒜、葱花，倒入海带、木耳丝，急速翻炒，加入酱油、食盐、白糖，淋上香油即可。

【用法】 佐餐当菜，随意食用。

【功效】 安神降压，活血化瘀。

◎ 海蜇皮凉拌芹菜

【原料】 新鲜芹菜 350 克，水发海蜇皮 100 克，新鲜虾皮 15 克，食盐、白糖、山西老陈醋各适量。

【制法】 先将新鲜芹菜去掉老叶，除去粗筋和根，洗净后切成 2 厘米长的段，在沸水中稍余，捞出沥干水分，备用；将虾皮用水洗净，除去杂质，用水泡好后放入沸水中煮 5 分钟捞出，沥干水分，备用；再将海蜇皮泡发好后切成细丝，备用。然后将备好的芹菜，虾皮、海蜇皮一起放在盘中搅拌均匀，然后放入适量的食盐、白糖、山西老陈醋，拌匀调味后即可。

【用法】 当菜佐餐，当日吃完。

【功效】 化痰软坚，降压醒脑。

◎ 核桃仁拌菠菜

【原料】 核桃仁 50 克，新鲜菠菜 250 克，麻油 30 克，食盐适量。

【制法】 将菠菜去老叶及根，洗净切段，放沸水中烫 2 分钟，捞出，放小盆中加入麻油、盐，拌匀即成。

【用法】 佐餐当菜，随意食用。

【功效】 滋阴清热，平肝息风。

◎ 核桃仁拌芹菜

【原料】 核桃仁 50 克，芹菜 300 克，食盐 2 克，香油 5 克。

【制法】 先将芹菜洗净切成丝，用沸水焯片刻，再用凉水冲一下，沥干后加食盐、香油入盘备用。将核桃仁用开水泡后剥去外皮，用开水再泡 5 分钟后取出放在芹菜上，吃时拌一下。

【用法】佐餐当菜，随意食用。

【功效】润肠通便，降低胆固醇及血压。

◎ 黑芝麻拌枸杞叶

【原料】黑芝麻50克，枸杞叶250克，食盐、白糖、麻油各适量。

【制法】将枸杞叶拣杂，洗净后，入沸水锅焯烫10～15分钟，取出后沥水。备用。黑芝麻拣净，清水冲后入炒锅，微火炒香，趁热研成细末，调和在枸杞叶内，加食盐、白糖、麻油，拌匀即成。

【用法】佐餐当菜，随餐当日吃完。

【功效】滋补肝肾，降低血压。

◎ 菊花肉片

【原料】瘦猪肉500～600克，鲜菊花瓣100克，鸡蛋3枚，食盐、淀粉、姜、葱、料酒适量。

【制法】轻轻洗净菊花瓣，猪肉洗净切成片，将鸡蛋打入碗中，加入料酒、食盐、淀粉调成糊状物，投入肉片拌匀备用。将肉片入油锅炸熟。锅内留油少许，投入葱、姜拌炒片刻，加入熟肉片、清汤、菊花瓣翻炒均匀即成。

【用法】佐餐当菜，随意食用。

【功效】祛风清湿，平肝明目。

◎ 菊花煲鸡丝

【原料】菊花30克，鸡脯肉300克，火腿丝25克，葱花、食盐、麻油、蛋清、水淀粉各适量。

【制法】将菊花洗净，选出外形完整的花瓣10克，用沸水稍泡片刻，捞出备用。余下的菊花入砂锅，加水浓煎20分钟，过滤取药汁浓缩至50毫升。将鸡脯肉除去白筋，洗净，剖片后切成细丝，用蛋清、水淀粉调成糊抓匀上浆。锅置火上，加植物油烧至六成热时，放入鸡脯丝、火腿丝，急熘划开，加绍酒后再翻炒片刻，加水适量，倒入药汁，改用小火同煲 30 分钟，待鸡丝、火腿丝熟烂时，加菊花、食盐、麻油，拌和均匀即成。

【用法】佐餐当菜，随意服食。

【功效】滋养肝肾，泻火降压。

◎ 绞股蓝炖乌龟

【原料】绞股蓝 20 克，乌龟 1 只（约 200 克），绍酒、葱花、姜末、食盐各适量。

【制法】将乌龟宰杀，去头、爪和内脏，洗净后备用。绞股蓝拣杂，洗净，切段后放入纱布袋中，扎口，与乌龟同放入砂锅，加水适量，先用大火煮沸，加绍酒、葱花、姜末，改用小火爆炖 1 小时，待龟肉熟烂，加食盐，调和均匀即成。

【用法】佐餐当菜，随意服食。

【功效】滋阴补阳，降脂降压。

◎ 苦瓜凉拌西红柿

【原料】新鲜苦瓜 150 克，新鲜西红柿 250 克，葱花、生姜末、食盐、香油、酱油各适量。

【制法】先将新鲜苦瓜洗净，去子，用沸水浸泡 3 分钟后切成细丝，备用。再将西红柿洗净去皮，切成小片，与苦瓜丝一起放入盘中，拌入适量的葱花、生姜末、食盐，香油、酱油调和均匀即可。

【用法】佐餐食用。

【功效】清肝泻火，降低血压。

◎ 芹菜炒肉片

【原料】瘦猪肉 90 克，芹菜 250 克，生姜 3 片，食盐、白糖各适量。

【制法】先将瘦猪肉洗净切丝，加入少许湿生粉、生抽、白糖、花生油、食盐等拌匀，腌好备用。芹菜去根，洗净，切段。起油锅，下姜片炒香，倒入肉丝炒至刚熟，取出。再另起油锅炒芹菜，放盐，等芹菜炒熟再加入肉丝烩匀，调入白糖即成。

【用法】 佐餐当菜，随意食用。

【功效】 清热平肝，芳香健胃。

◎ 麻油芹菠菜

【原料】 新鲜菠菜和芹菜各250克，麻油30克，食盐各适量。

【制法】 将菠菜、芹菜去老叶及根，洗净切段，放沸水中烫2分钟，捞出，放小盆中加入麻油、盐，拌匀即成。

【用法】 佐餐当菜，随意食用。

【功效】 滋阴清热，平肝息风。

◎ 马兰头拌海带

【原料】 马兰头250克，海带50克，食盐、红糖、麻油各适量。

【制法】 将马兰头拣杂，洗净后，入沸水锅焯烫至色泽泛青，质软柔嫩，取出后沥水，备用。海带用温水浸泡12小时，洗净后，入沸水锅焯烫10分钟，取出，切成小斜块或丝条状，与马兰头同放入大碗中，加食盐、红糖（或白糖）、麻油，拌和均匀即成。

【用法】 佐餐当菜，随餐当日吃完。

【功效】 清肝降火，泄浊降压。

◎ 蘑菇烧冬瓜

【原料】 冬瓜500克，蘑菇100克，食盐、水淀粉、香菜段各适量。

【制法】 将冬瓜洗净，去皮切成块状，放入烧热的油锅中煸炒，然后加入洗净的鲜蘑菇及豆油、汤料适量，煮至冬瓜熟烂，加食盐少许，用水淀粉勾芡，撒上香菜段即成。

【用法】 佐餐当菜，随意服食。

【功效】 益气减肥，化痰泄浊，降血压。

◎ 芹菜炒香干

【原料】 新鲜旱芹菜 200 克，香干 50 克，酱油、食盐各适量。

【制法】 将芹菜拣杂后洗净，切成段，用沸水焯一下；香干洗净，切成丝。锅中加植物油，大火熬热，先煸炒芹菜，再加香干丝，加酱油、食盐各适量，快炒片刻即成。

【用法】 佐餐当菜，随意食用。

【功效】 清热利湿，平肝降压。

◎ 凉拌苦瓜

【原料】 新鲜苦瓜 250 克，葱花、姜末、食盐、白糖、酱油、麻油各适量。

【制法】 将采摘的新鲜苦瓜洗净，去籽，用开水浸泡 3 分钟，切成细丝，拌入适量葱花、姜末、食盐、白糖、酱油、麻油，调和均匀即成。

【用法】 当冷盘小菜，随餐食用。

【功效】 清肝泻火，降血压。

◎ 凉拌芹菜

【原料】 鲜嫩芹菜 500 克，食盐、酱油、香醋、香油各适量。

【制法】 将新鲜嫩芹菜洗净，去掉根、叶，切成 2 厘米长的小段，备用。再将炒锅置火上，加水烧沸后放入备好的芹菜段，烫熟捞出，投入备好的凉开水中，捞出沥干，放入盆中，加入适量的食盐、酱油、香醋、香油，调拌均匀后即可。

【用法】 当菜佐餐，随意食用。

【功效】 平肝降压，降脂通便。

◎ 灵芝牛肉干

【原料】 灵芝 50 克，牛肉 1000 克，八角、茴香、桂皮、花椒、豆蔻、砂仁、葱花、姜末、食盐、酱油、红糖各适量。

【制法】将牛肉洗净，切成3厘米宽、1厘米厚、6厘米长的肉条；灵芝洗净后，晒干或烘干，研成细末，与牛肉条同入砂锅中，加八角、茴香、桂皮、花椒、豆蔻、砂仁、葱花、姜末、食盐、酱油、红糖各适量，加水适量，煨煮至牛肉九成熟烂、汤汁浓稠时，将肉捞出，晾片刻，上炉烤干即成。

【用法】每日2次，每次30克，嚼食。

【功效】双补阴阳，强心降压。

◎ 芦笋炒冬瓜

【原料】冬瓜350克，新鲜芦笋250克，食盐、精制植物油、湿淀粉、鲜汤各适量。

【制法】先将冬瓜洗净，削皮，去子，切成片，放入沸水锅中略焯，捞出沥干备用。再将新鲜芦笋洗净，切片，备用。将炒锅置火上，待锅烧热后，放入适量植物油，待油烧至六成热时，放入备好的冬瓜片、芦笋片，煸炒，再放入鲜汤、食盐，用武火烧沸后，再改为文火烧至菜熟透，并且用湿淀粉勾芡，即可出锅装盘食用。

【用法】佐餐当菜，随意服食。

【功效】清热利水，降压减肥。

◎ 山楂肉丁

【原料】猪后腿肉250克，鲜山楂10个，酱油、白糖、料酒、食盐、葱、姜、淀粉等各适量。

【制法】先将肉切成小方丁，刀背轻拍，拌黄酒、食盐、湿淀粉，再拍上干淀粉备用。油烧到六成热时爆香姜末，再将肉一块一块炸一下，捞起沥油。然后再将油烧热，再将肉丁略炸捞起。等油温八成热时，再炸至脆备用，要炸三遍。然后山楂去核，加少许水煮烂，压泥，再倒入余油中翻炒，加少许酱油、白糖，等到非常稠厚时倒入肉丁，翻炒均匀即可。

【用法】佐餐当菜，随意食用。

【功效】散瘀活血，消积化滞，降胆固醇。

◎ 石决明煲牡蛎肉

【原料】石决明 30 克，牡蛎肉 180 克，料酒、葱花、生姜末、食盐各适量。

【制法】先将石决明敲碎，洗净，放入多层纱布袋中，扎紧袋口，备用。再将牡蛎肉洗净，切成片，与药袋一起放入砂锅中，加水适量，先用旺火煮沸，再加入料酒、葱花、生姜末，然后再改用文火煨煲 1 小时，待牡蛎肉熟烂，取出药袋，加适量食盐调味即成。

【用法】当汤佐餐，随意食用。

【功效】平肝潜阳，降火降压。

◎ 什锦蘑菇

【原料】鲜蘑菇 30 克，香菇 20 克，荸荠 50 克，胡萝卜 100 克，冬笋 50 克，腐竹 50 克，黄瓜 100 克，黑木耳 20 克，鸡汤 500 毫升，食盐、葱花、姜末、湿淀粉、麻油各适量。

【制法】鲜蘑菇、香菇洗，荸荠切成圆片；冬笋、胡萝卜、黄瓜分别洗净，切成片；腐竹用沸水浸泡后，切成小段，黑木耳泡发后，洗净备用。炒锅内加入鸡汤，将以上备好的食物放入，加绍酒，大火烧沸后，撇去浮沫，改用小火，煨至入味后，加食盐、葱花、姜末等，拌和均匀，收汁，以湿淀粉勾薄芡，淋入麻油即成。

【用法】佐餐当菜，随意服食，当日吃完。

【功效】清肝降火，滋补肝肾，降血压。

◎ 首乌鸽蛋

【原料】制首乌 30 克，生地黄 15 克，熟地黄 15 克，鸽蛋 4 枚。

【制法】将制首乌洗净切片，与生地黄、熟地黄加水浸透，同入砂锅，加水适量，放入鸽蛋共煎至蛋熟去壳，再回入原汤中，煮沸 20 分钟，过滤去药渣，取出鸽蛋放入汤汁即成。

【用法】 早晚 2 次分食，吃鸽蛋饮汤汁。

【功效】 滋养肝肾，降血压。

◎ 首乌黑豆炖甲鱼

【原料】 何首乌 30 克，黑豆 60 克，枸杞子 18 克，甲鱼 1 只，大枣 6 枚，生姜片、食盐、十三香各适量。

【制法】 将甲鱼宰杀，去内脏，洗净切块，略炒备用。把甲鱼块、黑豆、何首乌、枸杞子、大枣、生姜片、食盐、十三香一同放入汤盆中，加入清水适量，隔水炖至甲鱼熟烂即成。

【用法】 吃肉喝汤。

【功效】 滋肾养肝，降压。

◎ 天麻炖乳鸽

【原料】 天麻 15 克，乳鸽 1 只（约 250 克），葱花、姜末、鸡汤、食盐各适量。

【制法】 将天麻用淘米水浸泡 2 小时，洗净后切片，备用。乳鸽宰杀后，去毛、内脏及爪，洗净后用绍酒及少许食盐抹一下，片刻后用清水略冲，将乳鸽放入蒸碗内，加葱花、姜末及鸡汤，放入天麻片，上笼，大火蒸约 1 小时，取出加食盐少许，拌和即成。

【用法】 佐餐当菜，随意服食，吃鸽肉喝汤，同时嚼食天麻。

【功效】 平肝息风，定惊潜阳，降血压。

◎ 西芹炒虾仁

【原料】 西芹 100 克，淡菜 50 克，核桃仁 50 克，虾仁 100 克，葱花、姜末、绍酒、鸡汤、食盐各适量。

【制法】 将西芹洗净，切成 3 厘米长的段；淡菜放入温水中浸泡 1 小时，洗净；核桃仁、虾仁用清水洗净，备用。炒锅置火上，加植物油，大火烧至六成热时，加核桃仁炸香，捞出沥干油待用；锅留底油，加葱花、姜末，煸炒出香，加虾仁、绍酒，大火熘炒片刻，盛入碗中待用；炒锅洗净，置火上，加植物油烧至六成热时，加淡菜翻炒片刻，加鸡汤适量。改用小火煨煮 10 分钟，待呈乳白色汤汁时，加核桃仁、虾仁、西芹，不断翻炒出香，加食盐各少许，炒匀即成。

【用法】佐餐当菜，随意服食。

【功效】滋阴补阳，泄痰浊，降血压。

◎ 香油拌菠菜

【原料】新鲜菠菜 350 克，香油、香醋、大葱白、食盐各适量。

【做法】先将新鲜菠菜去根，洗净后切段，备用；将大葱白 15 克，切成葱花备用；再将准备好的菠菜段放入沸水中焯熟，捞出沥干，装盆备用。将香油 25 克置于铁锅内烧热，浇在备好的菠菜段上，再放入备好的葱花、香醋、食盐各适量，调拌均匀即可。

【用法】佐餐食用。

【功效】清热养肝，润肠通便。

◎ 香菇烧菜花

【原料】菜花 250 克，香菇 30 克，鸡汤 250 克，淀粉 10 克，食盐 5 克，葱、姜适量，鸡油 10 毫升，花生油 10 毫升。

【制法】先将菜花洗净，掰成小块，用沸水焯透，将香菇洗净待用。再将花生油烧热后放入葱、姜煸出香味，再放入盐、鸡汤、烧沸后将姜、葱捞出，再将菜花、香菇放入砂锅内，用微火稍煮入味后，淋入淀粉，鸡油，翻匀即成。

【用法】佐餐食用。

【功效】益气健胃，降血脂，降血压。

◎ 洋葱炒牛肉丝

【原料】洋葱 150 克，牛肉 100 克，葱花、姜末、绍酒、酱油、红糖各适量。

【制法】将洋葱与牛肉洗净，分别切成细丝，牛肉丝用湿芡粉抓芡，备用。锅中加植物油，大火烧至七成热时，加葱花、姜末煸炒出香，加牛肉丝、绍酒，熘炒至九成熟，加洋葱丝，再同炒片刻，加食盐、酱油、红糖，炒匀即成。

【用法】 佐餐当菜，随意服食。

【功效】 降压降脂，益气增力。

◎ 玉米须煲蚌肉

【原料】 玉米须 30 ～ 60 克，蚌肉 120 ～ 200 克，调料适量。

【制法】 先将玉米须洗净，再将蚌肉洗净，切成小块，一起放入砂锅中，加水适量，用文火煮至蚌肉熟烂，加入调料即成。

【用法】 当菜佐餐，随意食用。

【功效】 滋补肝肾，利水降压。

◎ 淫羊藿煮鹌鹑蛋

【原料】 淫羊藿 15 克，鹌鹑蛋 6 枚。

【制法】 将淫羊藿洗净，切碎，与鹌鹑蛋同入砂锅，加水适量共煎至蛋熟去壳，再回入原汤中，煮沸 15 分钟，过滤去药渣。取出鹌鹑蛋放入淫羊藿汤汁即成。

【用法】 每日 2 次，每次吃 3 枚鹌鹑蛋，淫羊藿汤汁随同服食。

【功效】 温肾补阳，滋养降压。

◎ 芝麻熘带鱼

【原料】 带鱼 300 克，熟芝麻末 20 克，番茄酱、食盐、湿淀粉各适量。

【制法】 将带鱼拣杂，清水中漂洗干净（勿弃表面银白色油层），切成斜方块，放入烧至七成热的油锅中，炸至呈金黄色时捞出，装盘。锅留底油，加入少许水，加番茄酱适量，调匀，煮沸后，加食盐，并用湿淀粉勾芡，用手勺不断搅动，使汁不粘锅，撒上熟芝麻末，浇淋在带鱼上即成。

【用法】佐餐当菜，随意食用。

【功效】滋养肝肾，降脂降压。

三、降压汤类调养方

◎ 荸荠芹菜汤

【原料】荸荠100克，芹菜80克，荠菜60克，植物油少许，食盐适量。

【制法】将荸荠去皮洗净，十字切开；芹菜洗净切成小段（入沸水中焯一下）；荠菜洗净切碎。然后起油锅，加热后放入芹菜翻炒3分钟，加入荸荠和适量清水，煮沸5分钟后再加入荠菜，炖两沸放入食盐，调味即成。

【用法】每日2次，分早、晚服食。

【功效】清热平肝降压。

◎ 荸荠海带玉米须汤

【原料】荸荠10个，海带、玉米须各30克。

【制法】将荸荠洗净，去皮、切片，海带水发切丝，之后与玉米须一同放入砂锅中，加入清水适量，水煎成汤。

【用法】食荸荠、海带，并饮汤，每日1～2次。

【功效】清热化痰，利水降压。

◎ 豆花葡萄梗汤

【原料】绿豆60克，花生米50克，葡萄梗两根（约15厘米长）。

【制法】将绿豆、花生米、葡萄梗分别洗净，一同放入锅中，加入清水约1800毫升，煮约40分钟，待绿豆熟烂开花即可。

【用法】食花生、绿豆，并饮汤，每日1～2次。

【功效】健脾和胃，清热降压。

◎ 二花鲫鱼汤

【原料】 菊花 10 克，槐花 10 克，鲫鱼 1 条（约 250 克），绍酒、酱油、葱花、姜末、食盐各适量。

【制法】 将菊花、槐花分别洗净，放入碗中备用。鲫鱼剖杀，去鳞、鳃、内脏，洗净后，将绍酒、酱油轻抹在鲫鱼身上，放置片刻，入砂锅，加清汤适量，大火煮沸后，加葱花、姜末，改用小火煨煮 30 分钟，加菊花、槐花，继续煨煮 10 分钟，加食盐少许，煮沸即成。

【用法】 佐餐当菜，随意食用，菊花、槐花也可同时嚼服。

【功效】 平肝潜阳，泻火降压。

◎ 荠菜旱莲草汤

【原料】 荠菜 30 克，旱莲草 15 克。

【制法】 将上述两种原料放入砂锅内，加水适量，用文火煎煮。

【用法】 每日 1 剂，分早、中、晚三次饮用。

【功效】 清热，凉血，止血。

◎ 茭白芹菜汤

【原料】 茭白 30 克，芹菜 50 克。

【制法】 将茭白洗净，与洗净切条的芹菜一同放入砂锅中，加入清水适量，共煮成汤。

【用法】 每日 2～3 次，吃茭白、芹菜，并喝汤。

【功效】 清热除烦，平肝降压。

◎ 海蜇荸荠大枣汤

【原料】 海蜇皮 50 克，荸荠 100 克，大枣 10 枚，天麻 9 克，白糖适量。

【制法】 将海蜇皮洗净，荸荠去皮洗净切片，之后与洗净的大枣、天麻一同放入砂锅中，加入清水适量，共煮汤，待汤成时捞出天麻，调入白糖即可。

【用法】吃海蜇皮、荸荠及大枣，并饮汤，每日 2 次。

【功效】清热平肝，健脾化痰。

◎ 海蜇荸荠汤

【原料】海蜇 60 克，荸荠 100 克，葱花、姜末、食盐各适量。

【制法】将海蜇洗净，切丝；荸荠洗净，切成片，备用。油锅置火上，烧至六成热时，加葱花、姜末爆炒出香，加水适量，加荸荠片，大火煮沸后，加海蜇、绍酒，小火煨煮 20 分钟，加食盐少许，拌匀即成。

【用法】佐餐当菜，随意服食。

【功效】补益肝肾，祛湿降压。

◎ 海蜇皮荠芹汤

【原料】荠菜 250 克，芹菜 120 克，海蜇皮 80 克，白糖适量。

【制法】将海蜇皮漂洗干净，切成细条，用凉水浸泡片刻，捞出挤干，备用；将芹菜洗净切段，入沸水锅中煮 15 分钟，去渣取汁，与海蜇皮、洗净的荠菜一起放入砂锅中，加水适量，煮汤，调入白糖，稍炖即可。

【用法】每天分早、晚两次服食，7 天为 1 个疗程，连用 2 ~ 3 个疗程，疗效为佳。

【功效】清热化痰，利尿降压。

◎ 海带苡仁汤

【原料】海带 250 克，薏苡仁 250 克。

【制法】先将薏苡仁洗净，浸泡 1 ~ 2 小时，再将海带洗净，切成细丝状，然后把薏苡仁及海带一起放入高压锅内，加水大约 3500 毫升，将薏苡仁及海带煮至极烂。

【用法】早、晚餐分别食用，5 ~ 7 天为 1 个疗程。

【功效】平肝降压，化痰祛湿。

◎ 黑白木耳汤

【原料】 黑木耳 15 克，银耳 15 克。

【制法】 将黑木耳、银耳用冷水泡发，去杂质，洗净，放入砂锅，加水适量，小火炖煮至烂即成。

【用法】 早晚 2 次分服。

【功效】 滋阴降压，润燥降脂，凉血止血。

◎ 黄豆海带汤

【原料】 黄豆 200 克，海带 30 克，芹菜 60 克，食盐、十三香各适量。

【制法】 将黄豆淘洗干净，海带水发后切成细丝，芹菜洗净切成小条块。之后把黄豆、海带、芹菜一同放入砂锅中，加入清水适量，武火煮沸后，加入食盐、十三香，改用文火慢煮，至豆熟汤成，调味。

【用法】 吃黄豆、海带，并喝汤，适量用之。

【功效】 健脾宽中，平肝清热，降压明目。

◎ 菊花脑虾皮汤

【原料】 菊花脑 250 克，虾皮 25 克，食盐、麻油各适量。

【制法】 菊花脑摘其嫩头，洗净备用。虾皮用冷水浸泡后洗净，放入砂锅，加水煮沸 10 分钟，加菊花脑，煮沸后加食盐、麻油各少许，拌和均匀即成。

【用法】 佐餐当汤，随意服食。

【功效】 清热降压。

◎ 苦瓜菊花汤

【原料】 新鲜苦瓜 350 克，白菊花 15 克。

【制法】 先将白菊花洗净，备用。再将苦瓜去蒂，切开后去子，洗净，切成薄片，与白菊花一起放入砂锅中，加水适量，用中火煎煮半小时即可。

【用法】 早、晚餐分别饮用。

【功效】 清热，解毒，平肝降压。

◎ 苦瓜荠菜瘦肉汤

【原料】 新鲜苦瓜 250 克，荠菜 60 克，猪瘦肉 120 克，食盐各适量。

【制法】 先将瘦猪肉洗净、切片，用盐腌好；再将鲜苦瓜去瓤、洗净、切片，用盐腌好；然后将荠菜放入砂锅内，加水适量，用文火煮半个小时，去渣，再加入苦瓜煮熟，然后放入猪肉片，煮 5 分钟至肉刚熟，加食盐即成。

【用法】 吃肉喝汤，佐餐食用。

【功效】 清心解暑，平肝泄热。

◎ 芦笋豆苗鲤鱼汤

【原料】 芦笋 120 克，豌豆苗 60 克，活鲤鱼 1 条，料酒、葱花、生姜末、食盐、胡椒粉各适量。

【制法】 先将芦笋洗净，切成 4 段，放入沸水中稍烫，再置于凉白开 2 水中备用。再将鲤鱼宰杀后，去鳞、鳃及内脏，洗净后放入砂锅中，加水适量，先用旺火煮沸，撇去浮沫，加入料酒、葱花、生姜末，再改用文火煨煮至鲤鱼肉熟烂，再加入拣净洗好的豌豆苗和芦笋段以及食盐、胡椒粉等调料，用文火煮沸即成。

【用法】 当菜佐餐，随意食用。

【功效】 滋阴清热，降脂降压。

◎ 芦笋鲍鱼汤

【原料】 芦笋 15 克，罐头鲍鱼 50 克，豌豆苗 100 克，绍酒、食盐、胡椒粉各适量。

【制法】 将芦笋洗净，切成片，放入沸水锅稍烫，捞出备用；鲍鱼切成薄片；豌豆苗洗净。锅内放高汤烧沸，将芦笋和鲍鱼片分别在沸汤中烫一下，取出，大火煮汤，加绍酒、食盐、胡椒粉等，再放入芦笋、鲍鱼、豌豆苗，煮沸即成。

【用法】佐餐当汤菜，随意服食。

【功效】滋阴清热，化痰浊，降血压。

◎ 牛膝降压汤

【原料】怀牛膝 30 克，海蜇 250 克，淡菜 60 克，香油、食盐、调味品各适量。

【制法】先将海蜇浸泡，去除咸味，再将淡菜和怀牛膝也洗净。然后把上述原料一起用适量清水煎汤，饮前调味即成。

【用法】当菜佐餐，随意食用。

【功效】滋补肝肾，降低血压。

◎ 牡蛎香菇汤

【原料】鲜牡蛎肉 60 克，鲜香菇 30 克，葱花、生姜末、绍酒、食盐各适量。

【制法】将鲜牡蛎肉洗净，切片；香菇洗净后，撕成条状，备用。锅置火上，加植物油烧至五成热时，加葱花、生姜末煸炒出香，加清水适量，用大火煮沸，同时加入牡蛎片、香菇条，改用小火煨炖 30 分钟，加绍酒、食盐，再煮至沸即成。

【用法】佐餐当菜，随意服食。

【功效】滋肾养肝，息风降压。

◎ 杞麦甲鱼汤

【原料】枸杞子 30 克，麦冬 15 克，甲鱼 1 只（约 500 克），料酒、葱丝、生姜丝、食盐各适量。

【制法】将甲鱼宰杀，去内脏等，洗净，放入小盆中，加入适量清水，再放入枸杞子、麦冬、料酒、葱丝、生姜丝、食盐，清蒸至甲鱼熟烂即成。

【用法】吃甲鱼，并喝汤。

【功效】滋补肝肾。

◎ 玉米须蚌肉汤

【原料】 玉米须 60 克，蚌肉 150 克，绍酒、食盐、葱、姜各适量。

【制法】 将玉米须洗净，放入纱布袋中，扎口备用。蚌肉去鳃板，洗净，切成小块，与玉米须药袋同入砂锅，加水先用大火煮沸，加绍酒、葱花、姜末，改用小火煨煮 30 分钟，取出药袋，加食盐少许，拌匀即成。

【用法】 佐餐当汤，随意食用。

【功效】 化痰泄浊，利湿降压。

◎ 三鲜降压汤

【原料】 海带、海藻各 250 克，扇贝 120 克，香油、食盐各适量。

【制法】 先将海带、海藻用温水洗净，一起放入砂锅中，加水适量，用文火煮炖至海带、海藻熟烂，加食盐再煮片刻，淋入香油即成。

【用法】 当菜佐餐，吃菜喝汤。

【功效】 滋补肝肾，降低血压。

◎ 桑寄生老母鸡汤

【原料】 老母鸡半只（约 500 克），桑寄生、玉竹各 30 克，去核红枣 4 枚，生姜 4 片，食盐适量。

【制法】 老母鸡活宰，去毛、肠脏、肥油。取半只切块，用油、生姜炒香备用。桑寄生除去杂质，洗净，玉竹、红枣洗净。将鸡块与桑寄生、玉竹、红枣同时放入砂锅内，加清水适量，武火煮沸后，文火再煮 3 小时，汤成加入食盐调味。

【用法】 佐餐食用。

【功效】 滋阴补肾，健脾降压。

◎ 双花鲫鱼汤

【原料】 菊花 18 克，槐花 15 克，鲫鱼 1 条（重约 350 克），绍酒、清汤、食盐、酱油、葱花、姜末各适量。

【做法】 先将菊花、槐花分别洗净，放入碗中备用。再将鲫鱼去鳃、鳞、内脏，洗净后，将绍酒、酱油在鲫鱼全身抹匀，放置片刻，入砂锅，加入适量清汤，用旺火煮沸，加入葱花、生姜末，改用文火煨煮30分钟，再加入菊花、槐花，继续煨煮15分钟，加食盐少许，煮沸即成。

【用法】 佐餐当菜，随意食用。

【功效】 平肝潜阳，泻火降压。

◎ 夏枯草槐花芹菜汤

【原料】 夏枯草25克，槐花15克，芹菜30克。

【制法】 先将夏枯草、槐花洗净，一起放入砂锅中，加水适量，煎煮半小时，再投入洗净切段的芹菜，煎煮30分钟，去渣取汁即成。

【用法】 早、晚餐分别饮用。

【功效】 清肝泻火。

◎ 紫菜车前子汤

【原料】 紫菜30克，车前子30克。

【制法】 先将紫菜拣净去杂、晒干或烘干，研成极细末，备用。再将车前子拣净，用清水冲洗后放入砂锅中，加水2500毫升。先用旺火煮沸，再调入紫菜细末，改用文火煨煮15分钟，即成。

【用法】 早、晚餐分别服用。

【功效】 解毒化痰，清肝降压。

四、降压药茶调养方

◎ 白菊花茶

【原料】 白菊花10克。

【制法】 将白菊花放入杯中，用沸水冲泡，加盖闷10分钟。

【用法】 当茶频频饮用，一般冲泡3～5次，每日1剂。

【功效】 清肝热，平肝阳，明目。

◎ 蚕豆花茶

【原料】 蚕豆花 20 克（鲜蚕豆花用 40 克）。

【制法】 将蚕豆花放入杯中，用沸水冲泡，加盖闷 15 分钟。

【用法】 代茶频频饮用，一般冲泡 3 ~ 5 次。

【功效】 平肝降压，清热凉血。

◎ 陈皮山楂乌龙茶

【原料】 陈皮 10 克，山楂 10 克，乌龙茶 5 克。

【制法】 将陈皮、山楂放入砂锅，加水适量，煎煮 30 分钟，去渣取汁，冲泡乌龙茶，加盖闷 10 分钟。

【用法】 频频饮用，每日 1 剂。

【功效】 化痰降脂，降压减肥。

◎ 杜仲茶

【原料】 杜仲叶、优质绿茶各等份。

【制法】 将上述 2 味同研为粗末，混匀，用滤泡纸袋分装，每袋 6 克，封贮于干燥处。

【用法】 每天 1 ~ 2 次，每次 1 袋，沸水冲泡 15 分钟后趁温服用。

【功效】 补肝肾、强筋骨。

◎ 二头茶

【原料】 枸杞头 50 克，马兰头 100 克。

【制法】 将新鲜枸杞头、马兰头洗净，入砂锅，加水 500 毫升，煎取浓汁 350 毫升。

【用法】 代茶频频饮用，每日 1 剂。

【功效】 清肝降压，平肝明目。

◎ 葛根茶

【原料】 葛根 500 克。

【制法】 春秋两季采挖，切片，晒干或制干，研成粗末，分装于滤纸袋中，每袋重 20 克。

【用法】 将葛根滤纸袋放入茶杯中，用沸水冲泡，加盖闷 10 分钟。当茶频频饮用，一般可冲泡 3 ~ 5 次。

【功效】 降血压，解痉。

◎ 钩藤茶

【原料】 钩藤 30 克，蜂蜜 5 克。

【制法】 将钩藤 30 克洗净，晒干后放入茶杯中，用沸水冲泡，加盖闷 15 分钟，取汁再加入 5 克蜂蜜调匀饮用。

【用法】 每天 2 次，早、晚分别服用。

【功效】 平肝息风，降压止痉。

◎ 荷叶竹叶茶

【原料】 鲜荷叶半张，鲜竹叶 50 克。

【制法】 将鲜荷叶洗净后切成细丝，与鲜竹叶同入砂锅中，加水 1000 毫升，用中火煎煮成浓汁 500 毫升。

【用法】 代茶频频凉服，每日 1 剂。

【功效】 清肝解暑，止渴止血。

◎ 荷叶山楂茶

【原料】 山楂 30 克，新鲜荷叶 60 克。

【制法】 先将新鲜荷叶洗净，切成 2 厘米见方的小荷叶片，备用。再将山楂洗净，切成片，放入砂锅中，加水煎煮半小时，加荷叶片拌匀，再用文火煎煮半小时即成。

【用法】 每日 1 剂，代茶，分 3 ~ 5 次饮用。

【功效】 清热散瘀，降脂降压。

◎ 黑芝麻茶

【原料】 黑芝麻 10 克，绿茶 3 克。

【制法】 将黑芝麻炒熟后研碎，与茶叶混合均匀后放入杯中，用沸水冲泡，加盖闷 10 分钟。

【用法】 代茶频频饮用，每日 1 剂。

【功效】 滋补肝肾，养血降压。

◎ 红枣茶

【原料】 红枣 30 枚。

【制法】 先将红枣 30 枚用清水洗净，放入砂锅中加水适量，用文火煮沸。

【用法】 吃枣喝汤，每日 1 次。

【功效】 滋补肝肾，益气降压。

◎ 槐米茶

【原料】 槐米 6 克，绿茶 3 克。

【制法】 将槐米拣净，与绿茶一起放入茶杯中，用沸水冲泡，加盖闷 15 分钟后当茶饮用。

【用法】 每天 1 剂，冲泡 3 次。

【功效】 平肝降压，凉血止血。

◎ 黄芩地龙茶

【原料】 黄芩 30 克，地龙 20 克。

【制法】 将以上两味同入砂锅中，加水适量，煎取浓汁。

【用法】 代茶频频饮用，每日 1 剂。

【功效】 清热降压。

◎ 槐菊茶

【原料】 槐花、菊花各 10 克，绿茶 3 克。

【制法】 将上述 3 味放入瓷杯中，用沸水冲泡，加盖浸泡 15 分钟即可。

【用法】 每日 1 剂，不拘时频饮。

【功效】 平肝息风，清火降压。

◎ 荠菜茶

【原料】 干荠菜 15 克或者鲜荠菜 30 克。

【制法】 将荠菜保留根、茎，洗净后晒干，切碎备用。每次取干品 7 克或鲜品 15 克，放入茶杯中用沸水冲泡，加盖，闷 15 分钟后饮用。

【用法】 每天 1 剂，代茶频饮。

【功效】 清肝降压，补脾益心。

◎ 决明罗布麻茶

【原料】 炒决明子 15 克，罗布麻 10 克。

【制法】 将上述 2 味中药以沸水浸泡 15 分钟即可。

【用法】 每天 1 剂，不拘时代茶频饮。

【功效】 清热平肝，降压、降脂。

◎ 决明子茶

【原料】 决明子 30 克，绿茶 2 克。

【制法】 将决明子放入砂锅中，用小火炒至微黄（勿焦），与绿茶同入杯中，用沸水冲泡，加盖闷 10 ～ 15 分钟。

【用法】 频频饮用，一般可冲泡 3 ～ 5 次，每日 1 剂。

【功效】 清肝明目，降脂通便。

◎ 菊明降压茶

【原料】 白菊花 12 克，草决明 15 克，罗布麻叶 10 克。

【制法】 将上述 3 味放入杯中，沸水冲泡 15 分钟后饮用。

【用法】 每天 1 剂，趁温饮服。

【功效】 清肝降压，润肠通便。

◎ 菊花山楂茶

【原料】 生山楂 30 克，白菊花 15 克，茉莉花茶 10 克。

【制法】 将上述 3 味用沸水冲泡。

【用法】 每天 1 剂，代茶常饮。

【功效】 清热，降脂，化痰，健胃消食。

◎ 菊楂决明茶

【原料】 白菊花 10 克，草决明 15 克，生山楂片 18 克。

【制法】 将以上 3 味放入保温杯中，用沸水冲泡，闷 15 分钟。

【用法】 代茶饮用，每日数次。

【功效】 疏风解毒，清肝，明目，降压。

◎ 降压减肥茶

【原料】 绿茶 15 克，山楂 50 克，陈皮 20 克，茯苓 30 克，泽泻 30 克，小蓟 50 克，车前子 30 克，莱菔子 30 克，决明子 30 克，藿香 30 克，苍术 30 克，荷叶 50 克。

【制法】 将以上十二味共研粗末，加入六神曲 100 克作为黏合剂，研成粉状，加入药粉中，搅拌成颗粒状，用手捏成团，以触之能散为度，用 2.5 厘米 ×2.5 厘米的塑料盒制成小方块，低温干燥，使含水量减至 3% 以下。

【用法】 每次取 1 块放入茶杯中，用沸水冲泡，代茶频频饮用，每日 1 块。

【功效】 降压降脂，化痰利尿。

◎ 绞股蓝降脂降压茶

【原料】 绞股蓝茎叶 12 克。

【制法】 将绞股蓝茎叶择去杂质，晒干或烘干后贮藏备用。每次取

12克，放入茶杯中，用沸水冲泡，加盖闷15分钟后饮用。

【用法】每天1剂，冲泡3～5次，代茶饮服。

【功效】降血脂，降血压。

◎ 苦瓜茶

【原料】苦瓜1个（约100克），绿茶2克。

【制法】将苦瓜洗净，切片，晒干，与绿茶同入砂锅中，加水500毫升，煎取浓汁约250毫升。

【用法】代茶频频饮用，每日1剂。

【功效】清肝解暑，止渴除烦。

◎ 苦丁茶

【原料】苦丁茶6克，菊花6克，桑叶6克，白茅根6克，钩藤6克。

【制法】将上述诸药洗净，除去杂质，晒干，研成粗末，用纱布包好备用。将纱布袋放入茶杯中，用沸水冲泡后加盖闷半小时饮用。

【用法】每天1剂，代茶饮用。

【功效】清热平肝。

◎ 罗布麻叶茶

【原料】干罗布麻叶15克。

【制法】将罗布麻叶放入杯中，用沸水冲泡，加盖闷15分钟。

【用法】当茶频频饮用，一般可冲泡3～5次，每日1剂。

【功效】平肝清火，强心利尿。

◎ 萝卜荸荠饮

【原料】萝卜800克，荸荠500克，蜂蜜30克。

【制法】将荸荠、白萝卜分别用沸水洗净，再将荸荠去皮，然后将白萝卜、荸荠切碎捣烂，置消毒纱布中拧取汁，再加入蜂蜜调匀。

【用法】每日分2～3次饮完。

【功效】 热化痰，健脾开胃，利水降压。

◎ 莲心松萝茶

【原料】 莲子心 5 克，松萝茶 3 克。

【制法】 将莲子心晒干，与松萝茶同入杯中，用沸水冲泡，加盖闷
10 分钟。

【用法】 频频饮用，一般冲泡 3 ~ 5 次，每日 1 剂。

【功效】 清火宁心，平肝降压。

◎ 灵芝茶

【原料】 灵芝 10 克。

【制法】 先将灵芝 10 克洗净，切成薄片，放入茶杯中，用沸水冲
泡，加盖，闷 15 分钟。

【用法】 代茶饮用。

【功效】 补中益气，安神降压。

◎ 龙胆草茶

【原料】 龙胆草 10 克，绿茶 3 克。

【制法】 将龙胆草 10 克，绿茶 3 克一起放入茶杯中，用沸水冲泡
后，加盖闷 15 分钟。

【用法】 代茶饮用。

【功效】 清热泻火，平肝降压。

◎ 龙胆草甜茶

【原料】 龙胆草 2 克，蜂蜜 20 克。

【制法】 将龙胆草放入杯中，用沸水冲泡 2 次，取浸出液，兑入蜂
蜜，放凉后备用。

【用法】 每日 3 次分服，每日 1 剂。

【功效】 清肝泻火。

◎ 杞菊茶

【原料】 枸杞子 20 克，菊花 6 克，决明子 30 克。

【制法】 将以上三味同入杯中，用沸水冲泡，加盖闷 15 分钟。

【用法】 代茶频频饮用，一般冲泡 3～5 次，每日 1 剂。

【功效】 滋补肝肾，平肝明目。

◎ 芹菜鲜汁茶

【原料】 新鲜芹菜（包括根、茎、叶）500 克。

【制法】 将芹菜洗净，晾干，放入沸水中烫泡 3 分钟，捞出切成小段，捣烂取汁。

【用法】 代茶分 3 次饮用。

【功效】 平肝降压。

◎ 芹菜苹果饮

【原料】 新鲜芹菜 500 克，苹果 350 克。

【制法】 先将苹果外皮洗净，去皮，去核，切碎；再将新鲜芹菜洗净，将根、茎、叶一起洗净，切碎，备用。然后将备好的芹菜和苹果一起放入家用果汁机中搅成糊状，制成浆汁，用洁净纱布去渣滤汁，用文火煮沸即可饮用。

【用法】 早、晚分别饮用。

【功效】 平肝降压，软化血管。

◎ 三子茶

【原料】 青箱子 5 克，茺蔚子 5 克，牛蒡子 10 克。

【制法】 将以上三味同入杯中，用沸水冲泡，加盖闷 15 分钟。

【用法】 代茶频频饮用，一般冲泡 3～5 次。

【功效】 清肝火，明目。

◎ 三花茶

【原料】 槐花 10 克,菊花 5 克,茉莉花 1 克。

【制法】 将以上三花同入杯中,用沸水冲泡,加盖闷 10 分钟。

【用法】 代茶频频饮用,一般冲泡 3 ~ 5 次,每日 1 剂。

【功效】 平肝降压,软化血管。

◎ 三七花茶

【原料】 三七花 30 克,茉莉花茶 10 克。

【制法】 将三七花先切碎,然后与茉莉花茶混匀装瓶备用。

【用法】 每天 2 ~ 4 次,每次 3 克,沸水冲泡饮之。

【功效】 降压利咽,清热平肝。

◎ 三宝茶

【原料】 菊花、罗汉果、普洱茶各等份(或者各 6 克)。

【制法】 将上 3 味同研为粗末,用纱布袋(最好是滤泡纸袋)分装,每袋 20 克。

【用法】 每次 1 袋,用沸水冲泡,不拘时频频饮用。

【功效】 降压,消脂,减肥。

◎ 桑叶菊花茶

【原料】 桑叶 6 克,野菊花 5 克。

【制法】 将桑叶研成粗末,与野菊花同入杯中,用沸水冲泡,加盖闷 15 分钟。

【用法】 代茶频频饮用,一般冲泡 3 ~ 5 次。

【功效】 平肝明目,清肝泻火。

◎ 桑菊银楂茶

【原料】 桑叶 15 克,白菊花 12 克,金银花 15 克,生山楂 30 克,绿茶 3 克。

【制法】将以上 5 味一起放入带盖的大茶杯中，用沸水冲泡，加盖闷 15 分钟即可。

【用法】每日 1 剂，代茶分 3 ～ 5 次饮用。

【功效】平肝泻火，清热解毒。

◎ 桑椹杜仲茶

【原料】桑椹 30 克，杜仲 20 克。

【制法】将以上两味同入砂锅中，加水适量，煎煮成浓汁。

【用法】代茶频频饮用，每日 1 剂。

【功效】滋补肝肾，养血降压。

◎ 山楂二花茶

【原料】生山楂 30 克，银花 20 克，白菊花 15 克，茉莉花茶 10 克。

【制法】将上述 4 味放入茶杯中，用沸水冲泡后，加盖闷 15 ～ 30 分钟。

【用法】代茶频饮。

【功效】健脾、降脂、清热、降压。

◎ 山楂叶绿茶

【原料】山楂叶 15 克，绿茶 3 克。

【制法】先将山楂叶洗净，晒干或烘干，研成粗末，装入洁净的绵纸袋，封口挂线，与绿茶一起放入大茶杯中，用沸水冲泡，加盖，闷 10 分钟即可饮用。

【用法】每天 1 剂，分 3 ～ 5 次饮用。

【功效】清热解毒，祛瘀降压。

◎ 柿叶茶

【原料】干柿叶 10 克（鲜品用 20 克），蜂蜜 5 克。

【制法】每年 7 ～ 9 月收集柿叶，晒干研成粗末。将柿叶末放入杯中，用沸水冲泡，加盖闷 10 分钟。

【用法】 把柿叶茶倒入另一杯中，加蜂蜜少许，搅匀后当茶频频饮用，一般冲泡 3 次，每日 1 剂。

【功效】 平肝凉血，清火降压。

◎ 柿叶山楂茶

【原料】 干柿树叶 15 克，生山楂 30 克，绿茶 3 克。

【制法】 先将柿树叶晒干，研成粗末，与山楂、绿茶一起放入带盖的茶杯中，用沸水冲泡后，加盖，闷 15 分钟后，即可。

【用法】 当茶频饮，一般可冲泡 3 ～ 5 次。

【功效】 清热散瘀，降脂降压。

◎ 首乌槐角茶

【原料】 制何首乌 30 克，槐角 30 克，乌龙茶 3 克。

【制法】 将制何首乌、槐角入砂锅，加水适量，煎煮 30 分钟，去渣取汁，用药汁冲泡乌龙茶，加盖闷 15 分钟。

【用法】 代茶频饮，每日 1 剂。

【功效】 滋补肝肾，降压降脂，减肥乌发。

◎ 首乌丹参饮

【原料】 何首乌 18 克，丹参 30 克，蜂蜜 15 克。

【制法】 先将何首乌、丹参洗净，一起放入砂锅中，加水适量，煎煮 2 次，每次 30 分钟，去渣取汁，待药汁转温后调入蜂蜜即成。

【用法】 上、下午分别饮用。

【功效】 滋补肝肾，活血降压。

◎ 潼白蒺藜茶

【原料】 潼蒺藜 30 克，白蒺藜 30 克。

【制法】 将以上两味同入砂锅中，加水 500 毫升，浓煎取汁 250 毫升。

【用法】 代茶频频饮用，每日 1 剂。

【功效】 滋补肝肾，平肝降压。

◎ 天麻豨莶草茶

【原料】 豨莶草 30 克，天麻 15 克。

【制法】 将上述 2 味中药放入砂锅中，加水适量，煎取浓汁。

【用法】 每天 1 剂，代茶饮用。

【功效】 通经活络，平肝降压。

◎ 天麻钩藤蜂蜜饮

【原料】 天麻 20 克，钩藤 30 克，蜂蜜 20 克。

【制法】 将钩藤洗净，切段备用；天麻洗净，切片后放入砂锅，加水适量先煎煮 20 分钟，再加入钩藤段，继续用小火煎煮 10 分钟，去渣，取汁，趁热兑入蜂蜜，拌匀即成。

【用法】 早晚 2 次分服。

【功效】 清热平肝，息风止痉，降血压。

◎ 梧桐叶茶

【原料】 梧桐嫩叶 50 克。

【制法】 将梧桐嫩叶洗净，晒干，切丝，入砂锅，加水适量，煎取浓汁。

【用法】 代茶频频饮用，每日 1 剂。

【功效】 平肝降压。

◎ 夏枯草降压茶

【原料】 夏枯草 15 克，车前草 12 克，茉莉花茶 6 克。

【制法】 将上述 3 味中药放入茶壶中，用沸水冲泡。

【用法】 代茶饮用，每天 1 剂，随时饮服。

【功效】 清热利水，降低血压。

◎ 夏枯草枸杞叶茶

【原料】 夏枯草 30 克，枸杞叶 60 克，冰糖 10 克。

【制法】 先将夏枯草洗净，切碎，备用。再将枸杞叶洗净，切成小段，与夏枯草一起放入砂锅中，加水适量，先用旺火煮沸，再改用文火煎煮 30 分钟，离火，用洁净纱布过滤取汁，加冰糖，溶化后拌匀即成。

【用法】 早、晚餐分别饮用。

【功效】 平肝潜阳，清肝泻火。

◎ 夏菊芩茶

【原料】 夏枯草 15 克，白菊花 12 克，黄芩 9 克，绿茶 3 克。

【制法】 先将夏枯草、白菊花、绿茶与切成片的黄芩一起放入一个带盖的茶杯中，用沸水冲泡，加盖，闷 15 分钟后，即可代茶频饮。

【用法】 每日 1 剂，一般可冲泡 3 ~ 5 次。

【功效】 清肝泻火，降压明目。

◎ 小蓟饮

【原料】 新鲜小蓟草 30 克。

【制法】 取新鲜小蓟草洗净，晒干，备用。

【用法】 每天 30 克，揉碎后放入茶杯中用沸水冲泡，每天 1 剂，不拘时，代茶频饮。

【功效】 凉血，止血，降压。

◎ 玉米须茶

【原料】 玉米须 50 克（鲜品 100 克）。

【制法】 将玉米须洗净，入砂锅加水 500 毫升，用小火浓煎成 250 毫升。

【用法】 代茶频频饮用，每日 1 剂。

【功效】 清热利水，降血压。

◎ 紫菜决明子茶

【原料】 紫菜 15 克，决明子 30 克。

【制法】 先将紫菜拣杂，晒干或烘干，研成极细末，备用。再将决明子洗净后放入砂锅，加水 2500 毫升，大火煮沸后，调入紫菜细末，改用文火煨煮 15 分钟即可。

【用法】 早、晚两次饮用。

【功效】 清热解毒，利尿降压。

第五章

高血压的运动调养

百会

天柱

人迎

天鼎

第一节　运动降压原理

现代医学研究证明，运动调养对于防治高血压具有十分重要的意义。首先，运动能够增强人的心肺功能，降低血脂，减轻体重，消除高血压的诱发因素；能够缓和人的紧张情绪，调节大脑皮质功能，降低血压。其次，运动还能够改善高血压病患者常见的心烦失眠、头痛头晕等症状。所以，高血压病患者的康复离不开运动调养、饮食调养和心理调养。

运动降压主要有以下几方面的功效：

（1）运动能够调节人的神经内分泌功能，改善血管的反应性，引起人体外周血管的扩张，从而使血压降低。长期坚持运动疗法可以调整人体自主神经功能，降低交感神经的兴奋性，从而使血管收缩、血压升高的反应减弱而使血压降低。

（2）运动可以促进人体新陈代谢，增强心脏功能，增加心脏的排血量，增强心肌收缩力，改善器官血液灌注，扩张外周血管，使血压降低。

（3）消除紧张情绪，改善大脑功能。坚持体育锻炼，可以使高血压病患者的情绪稳定，心情舒畅，缓解生活和工作中出现的紧张、焦虑和激动不安；加强大脑皮质对皮质下血管运动中枢的调节功能，舒张全身处于紧张状态下的小动脉，从而使血压降低。

（4）运动锻炼能降低人体肾素－血管紧张素系统活性和醛固酮水平，扩张血管，排钠利水，降低血容量，从而降低血压。

（5）运动疗法能升高 β_2 受体的敏感性，降低 α 受体的敏感性；可以使全身肌肉血管的纤维逐渐增大、增粗，血管壁弹性增强，管腔增大，血流量增加，这些因素均有利于降低血压。

（6）运动能够使血液循环加快，有助于保持血管壁应有的弹性，有利于清除血液中的胆固醇，可有效地延缓动脉粥样硬化的发生和发展，阻止高血压的发展。

（7）经常参加体育运动，还能够延缓肾动脉粥样硬化的发生和发展，有助于提高肾清除人体代谢废物的能力，有利于保持身体内环境的稳定，从而有利于血压的降低和稳定。

需要强调的是，并非所有的运动都有降压之功，只有步行、慢跑、骑车、游泳、慢节奏的交谊舞和体操等有氧运动才有降压功效。

第二节　运动原则与禁忌

一、运动原则

对于高血压病患者来说，并不是所有运动都可以做。由于疾病的特殊性，高血压病患者在运动时应遵循以下 3 个原则。

（1）高血压病患者运动要以有氧代谢为原则，尽量避免在运动中做推、拉、举等力量性练习或憋气练习，应选择全身性、有节奏、易放松的运动项目，如太极拳、降压操、散步、慢跑、游泳等。

（2）运动的频度可根据个人对运动的反应和适应程度，采用每周 3 次或隔日 1 次或每周 5 次等不同的间隔周期，如果每周运动少于 2 次，则很难取得运动效果，如果每天运动，则每次的运动量不可过大。

（3）并非所有高血压病患者都适宜做运动。运动只适合于临界高血压、轻度和中度原发性高血压以及部分病情稳定的重度高血压病患者。血压波动大的重度高血压病患者，或出现严重并发症的重症高血压病患者，以及出现抗高血压药不良反应而未能控制者和运动中血压过度增高者都不可采用运动疗法。

应当注意的是，运动疗法防治高血压，与普通的体育锻炼是不同的。

首先，它的运动对象是高血压病患者；

其次，它的运动方法和手段有很强的针对性和特殊性；

第三，运动的强度和目标有一定的限制，甚至是禁忌。

高血压病患者进行运动调养应当在医生的指导下进行，要注意科学选择运动方式、运动时间和运动量。还要注意循序渐进、持之以恒，从而达到增强体质、降压强身的目的。

另外，运动主要适用于对病情稳定、体质较好的一、二级高血压病患者；对于三级高血压病患者，尤其是伴有严重心、肾功能障碍的高血压病患者应当慎用或禁用。

二、运动要适度

高血压病患者运动时的运动量不是越大越好，尤其是中老年人，运动更要适度，以免发生意外。那么什么样的运动量才适合呢？一般主张中等量的运动，心率按下述公式控制在合理范围。还有一些运动的注意事项：

（1）合理运动，勿过量或太强太累，要采取循序渐进的方式来增加活动量；运动的最大心率 =（200- 年龄）×84%，最小心率 =（200- 年龄）×70%，运动心率应在二者之间。

（2）在夏天，应选择清晨或者黄昏进行运动。

（3）穿舒适吸汗的衣服，应选棉质衣料，要宽松，应穿运动鞋。

（4）选择安全场所，如公园、学校，勿在巷道、马路边进行运动。

（5）进行运动时，切勿空腹，以免发生低血糖，应在饭后 2 小时进行运动。

三、运动禁忌

◎ 忌过度激烈的运动

某些激烈的运动，如排球、篮球、足球、网球等运动，会大幅提升人体血压，这可能会引发脑出血。另外，要注意运动安全，避免发生意外，锻炼时，最好不做低头弯腰的动作，也不要用力和屏气，不要做体位变化幅度大的快速动作，当体位突然改变时，会产生体位性低血压，导致昏厥而昏倒。

◎ 忌快速度的运动

快速度的运动容易促使高血压病患者的脉搏率和血压骤然升高，进而引发意外。尤其是高血压病老年患者一定要禁止做快速度的运动。

◎ 忌用力气的运动

人在用力时，导致血管收缩、精神紧张，从而引起血压升高，因此高血压病患者不宜做用力的运动。另外，高血压病患者也不适合做下蹲起立以及快速跳跃等动作。

♥ 爱心小贴士

哪些高血压病患者不宜运动？

虽然锻炼可以控制与高血压相关的许多因素，包括体重和压力，但并非所有的高血压病患者都应该得到同样的锻炼建议。

下列高血压病患者不能进行运动：

（1）安静血压未得到控制或血压超过180/105毫米汞柱。

（2）未控制的重度高血压、高血压危象或急进性高血压病。

（3）高血压合并心力衰竭、不稳定心绞痛、高血压脑病、视网膜出血和严重的心律失常。

（4）继发性高血压病，如肾实质病变、主动脉狭窄、甲亢、嗜铬细胞瘤、脑肿瘤引起的高血压。

另外，大多数中年人都有某种程度的动脉阻塞，如果因为锻炼突然增加了血液循环系统的负担，还可能由此增加患心脑血管疾病的额外风险。因此，应通过一段较长的时间来逐步实现比较高强度的锻炼计划，但最重要的是每个人（尤其是年龄超过35岁的人）在开始锻炼的时候要缓慢进行，然后循序渐进地提高锻炼的强度，这样才不会对身体一下子造成太大的压力。

第三节　运动时间和运动量的掌握

◎ 早晨或上午不运动

　　最好避免在上午进行锻炼，因为这个时间交感神经处于兴奋状态，是发生心肌梗死和猝死的最高峰时间段，特别是上午八点到九点。所以，下午四五点钟以后进行锻炼比较合适。不过，这也是因人而异，要取决于习惯，还要注意锻炼后充分的休息。急性心肌梗死发病以早晨多见，其原因可能是：一，早晨血压开始升高，升高血压的冲击波能增加粥样硬化斑块破裂的可能性；二，早晨在冠状动脉严重狭窄的基础上可使冠状动脉血流进一步减少，促进血栓形成；三，早晨血小板的聚集性增加，纤维蛋白溶解活性降低，易导致血栓形成；四，β - 受体阻滞剂和阿司匹林可以改变急性心肌梗死发病早晨增多。

◎ 下午锻炼效果好

　　专家指出，无论是人的体力发挥，还是身体的适应能力，都以下午接近黄昏的时候为好。在这段时间内，人的听觉、视觉等感官最敏锐，全身的协调能力最强，尤其心率与血压均较低而且平稳，从而最适合锻炼。

　　通常人们认为早晨锻炼好，其实不然。早晨锻炼时，心率与血压的升幅较傍晚明显要高，会对健康构成潜在威胁。傍晚锻炼可以使体内化解血栓的能力增加 39%，而早晨跑步反而可使血栓形成的危险增加 6%。

◎ 保持合适的运动量

　　高血压患者坚持做适宜的运动，能保持良好的情绪，增强身体素质，提高生活质量，有利于高血压的控制。但是，多大的运动量合适呢？如果运动量过大，会让你感觉吃力，不断地喘气，其实这样的运动并不好。适宜的运动量不会喘气喘个不停，心脏不会剧烈跳动。其实，可以根据身体的状况和病情来选择运动量。

◎ 一周的运动量

运动时间，每天至少要坚持 30 分钟，当然最好能坚持 1 个小时。不必每天进行，一周进行 3～6 次，一周的运动时间加起来有 180 分钟就可以了。

一般主张高血压患者一天内运动时间不可太长，运动时间过长不仅对患者本身来说比较吃力，而且效果也不会太好。与其一次将一个星期的运动量做完，还不如分几天来进行更加有效。有的时候太过忙碌，没有时间外出进行运动，也可以把一天的运动量分到两三天。

在日常生活中，稍作调整也能找出时间来运动。比如说上班族，可以在上班的时候提早一站下车，走路到单位。尽量不要搭乘升降梯或电梯，多爬爬楼梯。中午休息时，尽可能到单位附近散散步。若是家庭主妇，不妨稍微绕点路到其他地方购物。

也有专家指出，如果高血压患者已经习惯了早晨锻炼，又没有感觉出有什么不舒服的，那么仍然可以在早晨进行锻炼。

◎ 运动强度

运动强度是指在一定时间内的运动量，通常以运动的目标心率来表示运动强度，可根据公式计算。计算方法如下：

年龄预计最大心率 =220- 年龄

目标心率 =（最大心率 - 静态心率）× X+ 静态心率

$X < 50\%$ 为轻度运动量

$X=50\% ～ 70\%$ 为中度运动量

$X > 75\%$ 为重度运动量

◎ 运动持续时间

运动持续时间是指一次运动所需时间，一般分适应性活动、心肺耐力训练和松弛活动 3 个阶段，每个阶段时间分布为 5 ~ 10 分钟、30 ~ 40 分钟和 5 ~ 10 分钟。适应性活动包括屈伸关节，缓慢增加运动量等。心肺耐力训练阶段要求心率达目标心率水平并持续 30 ~ 40 分钟。松弛活动是为了减少运动后的不适感觉。

◎ 运动类型的选择

高血压患者的运动类型主要是一些有氧运动，如散步、跑步、做操、登山、骑自行车、游泳、打太极拳等，可由患者根据自身情况选择。必须注意，高血压患者应该避免冬泳、冷水浴等，以免发生意外。

♥ 爱心小贴士

不同程度的高血压病患者应如何运动？

轻度高血压病患者，如果他们的年龄不大、无器质性器官损伤、全身情况良好，可适当参加运动，包括游泳、打球、登山、慢跑等。开始时可每天运动 15 ~ 30 分钟，视个人体力而定，以后每隔 2 ~ 3 周逐渐增加运动量，以不产生过度疲劳为宜，并尽可能持之以恒，以达到减肥、降压、有益心身健康的目的。

中度高血压病患者，在血压降到较为安全的范围内才能进行适当运动，因为在血压过高时运动，有可能导致血压进一步升高，诱发严重的并发症，如中风、心绞痛、心肌梗死等。在降压后，先进行少量运动，如慢步行走、打太极拳、做健身操等。等身体适应后再逐渐加大运动量，如先逐渐延长步行时间和距离，然后可改为慢跑。

重度高血压病患者，只有当患者血压基本平稳控制后，才可考虑是否适当进行体育锻炼，开始时先进行步行、室内轻量运动，然后根据具体情况逐渐增加运动量。

第四节 常用的运动方法

一、步行

步行运动是世界上最好的运动，对血压、胆固醇以及体重等的下降都很有帮助。

◎ 步行的好处

（1）高血压病患者由于身体素质较差，因此不适宜进行剧烈的运动。而散步的运动强度较低，可以使高血压病患者避免因运动过度而引发并发症，特别适合伴有心、脑、肾并发症的高血压病患者。

（2）增加血液循环和大脑的供氧量，使紧张的情绪和肌肉得到放松，促进全身气血流通，减轻心、脑负担，对平稳血压具有积极的作用。

◎ 步行方式

（1）慢速（每分钟 60 ～ 70 步）与中速（每分钟 80 ～ 90 步）步行，每次半小时到 1 小时，适用于血压较高患者。

（2）快速步行，即每小时步行 5 ～ 7 千米，每次半小时至 1 小时。适用于血压中度增高及肥胖患者。

（3）定量步行，又称医疗步行，指的是在坡地上或平地上步行一段距离或时间。适用于高血压病合并冠心病和肥胖患者。

（4）边散步边按摩腹部，这是我国的传统保健法，适用于高血压病合并有消化不良、胃肠道疾病患者。

（5）步行时两臂用力向前后摆动，可增加肩部与胸廓的活动，适用于高血压病合并呼吸系统疾病患者。

与锻炼性质的步行相比，散步就要缓和得多。散步健身的方法在我国已有了悠久的历史，是一种人们所喜爱而又简便易行的健身方法。散步应该到户外空气新鲜的地方去，散步时，步履应该轻松，周身气血方可调达平和，百脉流通。散步时不要匆忙，应从容和缓，百事不思。还应注意量力而为，循序渐进，做到形劳而不倦，否则过劳耗气伤形，也不能达到散步的目的。

◎ **注意事项**

（1）高血压病患者在散步时应该保持头部抬起，双眼平视前方，双脚平行，步伐轻快。

（2）对于高血压病患者来说，步行每天可以进行 1 ~ 2 次，每次 15 ~ 45 分钟。患者还可以根据自身的身体状况、年龄状况来调整速度和距离。如果感到坚持有点困难，可将每日步行运动量分成 3 ~ 6 次，每次 10 分钟。

（3）高血压病患者应根据自身情况选择适合自己的散步方式，以达到健身的目的。普通的慢速溜达式的散步最适合高血压病症状严重、体质较差的患者；相对快速的散步适合轻度、中度以及身体素质较好和身体肥胖的患者。

（4）高血压病患者在散步的过程中还应配合进行双臂前、后、左、右摆动，这样可以使全身都得到运动，取得更好的降压效果。

♥ 爱心小贴士

心脑血管病患者在步行时有哪些注意事项？

世界卫生组织认为，最好的运动是步行，特别提醒心脑血管病患者，步行运动要注意"三五七"。

"三"是指每天要步行3000米以上，且保证30分钟，并坚持做到有恒、有度，过分激烈地运动对身体不利。

"五"是指一星期要运动五次以上。

"七"是指运动后心率+年龄=170。例如：50岁的人，运动后心率达到120次（当然，身体极好者可达到190次；身体不好者不要超过150次）。这样中等量的运动能保持有氧代谢，运动量过大，心率过快，会变成无氧代谢，不利于身体健康。

二、慢跑

慢跑运动是一种防治高血压行之有效的自然疗法，它简便易行，无需特殊场地和器材，不需要特殊技术指导，是人们防病健身的常用运动项目。

◎ 慢跑的好处

（1）人在进行慢跑时，供氧量会增加至静止时的 8～10 倍，可以使血管以及心脏得到良性的刺激，有助于增强人体的心肺功能。

（2）慢跑还可以增加人的腿部力量，对下肢的关节和肌肉都有着明显的锻炼效果，有助于改善血液循环，为心脏、脑部提供更多的血液，起到缓解心、脑负担，降低心、脑血管疾病发病的作用。

（3）慢跑还可以有效提高新陈代谢功能，使大脑皮层的功能得到调节和改善，使精神保持愉快，促进胃肠消化功能，改善高血压病患者的头晕、头疼以及失眠等症状，非常适合高血压症状较轻的患者。

◎ 慢跑前的准备活动

高血压病患者进行慢跑运动前，应略微减少一些衣裤，等跑热之后再减去一层衣裤，因为过凉或过热都对病情不利。慢跑之前，应先进行准备活动 3～5 分钟，如先做片刻徒手体操或步行片刻，以使心脏及肌肉、韧带逐渐适应，再逐渐过渡到慢跑。

◎ 慢跑方式

（1）跨越式慢跑

步骤：慢速起跑，一脚用前脚掌用力向前迈出并蹬地，双臂在身体两侧夹紧，较大幅度摆动。身体微微向前倾，借着跳跃腾空的姿势，当感觉快要向前倒时，另一只脚大跨步向前跨出一步，像跨越水沟一样助跑跨越平放在地面的障碍物，手臂摆动幅度、频率在跑步过程中可逐渐提高。

（2）高抬腿慢跑

步骤一：双手叉腰，上身挺直，目视前方。先慢慢跑几步，充分活动脚踝和膝盖。

步骤二：正式慢跑时，上身正直或稍前倾，两臂前后摆动，右脚抬起，使大腿与小腿成直角，然后右脚下蹬左脚抬起，左脚大腿与小腿亦成直角，交替向前慢跑。

（3）踮脚慢跑

步骤一：两臂高举过头，双手合掌，肩膀和手肘放松，肘关节大约呈90°。

步骤二：先在原地练习顺时针和逆时针旋转一两圈。

步骤三：目视前方，头正身直，踮起双脚，小跑步向前同时摆动双臂，默数步数。

◎ 注意事项

（1）在慢跑前应该适当地减少些衣物，并需要做3～5分钟的准备活动，使脚、踝以及膝关节得到充分的活动，然后再由步行逐步变为慢跑。

（2）在慢跑时应该放松全身的肌肉，双手微微握拳，保持上臂和前臂肘关节的90°弯曲，并使上身稍微向前倾斜，双臂在身体两侧自然地摆动。慢跑时不宜抬腿过高，并注意保持节奏感。脚部应以前脚掌着地，避免脚跟着地。

（3）在慢跑锻炼初期，高血压病患者应该先进行短距离的慢跑，然后循序渐进地增加活动量和活动时间。通常以速度保持在每分钟100～120米，心跳不超过每分钟120次，时间在5～15分钟为宜。在慢跑过程中如果出现疲倦或者身体过热的现象，应该马上停止慢跑。

（4）在慢跑结束后，高血压病患者还应该适当地做一些缓冲活动，及时擦干汗水，而不是马上坐下来休息。

（5）高血压病患者进行慢跑的场所应该选在空气新鲜、道路平坦的地方进行。

（6）如果高血压病患者在慢跑中出现呼吸困难、心悸、胸闷、腹痛等症状时，应该立即停止慢跑，如果症状比较严重时应该及时就医。

（7）高血压病症状严重，药物治疗后血压仍在180/130毫米汞柱以上的高血压病患者和已经出现心、脑、肾严重病变的患者都不适合进行慢跑运动；半年内发生过心肌梗死或者冠心病的患者也不可进行慢跑运动。

❤ 爱心小贴士

哪些高血压病患者适合慢跑？

高血压病一、二级的患者及临界高血压病患者，尤其是中青年患者，适宜选择慢跑。但对于需要药物治疗的三级高血压病患者以及发生高血压并发症的高血压病患者来说，则不宜进行慢跑运动。

三、游泳运动

游泳运动是一项全身性的运动项目，所有的肌肉及内脏器官都参与活动。运动量与运动强度可大可小，游泳的速度可慢可快。

◎ 游泳的好处

（1）对于高血压患者来说，游泳可以说是一种锻炼血管的体操。慢速游泳可以放松肌肉及血管。

（2）游泳可以促进机体的全面发展，使身体匀称，达到减肥的效果。

（3）游泳运动可以加快人体内胆固醇的分解，减少胆固醇在血管壁的沉积，对中老年人的高血压、心肌梗死、脑动脉硬化、心绞痛等疾病具有良好的辅助治疗作用。

（4）游泳时水对身体各个部位的拍打、震动是一种很好的按摩方式；水的低温是一种自然的冷水浴；水的压力对人胸部是一种很好的锻炼方式，能够提高人的呼吸功能，改善肺组织的弹性和人体新陈代谢能力，增强人体免疫功能。

（5）游泳能消耗体内大量的热能，加强心肌收缩力，提高人的心肺功能，加速全身的血液循环，增加冠状动脉的血流量，具有一定的强心和降压功效。

◎ 适应证与禁忌证

一般来讲，一级原发性高血压病患者，症状并不严重，若发病前又是游泳爱好者，是可以游泳的。即使不会游泳的人，也应当学习游泳，以利病情康复。但由于游泳运动量比较大，所以，每次游泳的时间不宜过长。

对于合并有心、脑血管疾病者（例如高血压病二、三级患者），即使是新发现的高血压病患者，但症状比较明显时，最好不要游泳，以免发生脑卒中等危险。

另外，对于年老体弱或者合并有精神病、癫痫、肺结核等疾病者不宜游泳。

对于继发性高血压病患者，在原发疾病未治愈前不宜游泳。

◎ 注意事项

（1）对于老年高血压病患者，可以先在水中学会仰体漂浮，后再学会漂游。漂游 20 ～ 30 米，漂浮 30 ～ 40 米，共 2 ～ 3 次，中途可以休息 4 ～ 5 分钟，并且注意要在亲友的保护和陪伴下进行。

（2）游泳前做好准备活动，用冷水擦浴，做徒手操、肢体伸展运动，使肌肉和关节活动开，防止受伤及意外事件的发生。

（3）游泳的时间不要超过 1 小时。一般在水中停留 30 ～ 60 分钟为宜。

（4）游泳的速度要适中。游泳速度不要过快，也不要过猛。

（5）适宜于原发性高血压一期且症状并不严重者，尤其适合老年和肥胖的高血压病患者；对中老年人的动脉粥样硬化所造成的高血压有良好的辅助治疗作用。

四、爬楼梯

爬楼梯运动不仅能锻炼身体、增强体质，而且爬楼梯运动简便易行，是一种防治高血压的自然疗法。

◎ 爬楼梯的好处

经常爬楼梯能够降低血脂、减肥；调节大脑皮质功能。有助于改善高血压病患者的头晕头痛、失眠等症状，也有助于降低血压，加速全身血液循环，改善心肺功能，促进组织器官的新陈代谢，增强人体免疫力，提高下肢关节的运动功能和肌肉的收缩能力。还能够防止下肢骨骼肌肉的废用性萎缩、骨质疏松及脱钙。

有学者研究报道，一个人爬楼梯时消耗的热量比散步多 3 倍，比打乒乓球多 1.3 倍，比静坐多 10 倍。沿着 6 层楼的楼梯来回爬上 2 ~ 3 次，相当于平地跑 800 ~ 1500 米的运动量。

在日常生活中，我们可以看到，经常进行爬楼梯运动的人，在登楼梯时一般不会出现气喘。这是因为登楼梯运动能使心肌功能得到锻炼，肺活量增大。长期坚持爬楼梯运动，至少给高血压病患者带来三点益处：①有利于降低血压；②有利于预防冠心病；③有利于增强体质。

◎ 爬楼梯的速度及时间

爬楼梯时应以慢速为宜，运动量一般以中等强度，不感到劳累和吃力为宜；每爬 1 ~ 2 层楼梯，应当在楼梯转弯的平台上略停片刻。一般每次锻炼的时间应当控制在 10 ~ 15 分钟，每日 1 ~ 2 次，以感觉全身发热，微微出汗即可。

◎ 注意事项

（1）在爬楼梯时应当做到眼到、身到、脚到，眼、脚、身密切配合，专心致志，不要分心，以免发生意外事故。

（2）在爬楼梯前，先要活动一下踝、膝关节，避免发生扭伤。同时，应当穿有防滑作用的软底鞋，切忌穿高跟鞋或皮鞋，还要根据每个人的健康状态来选择和确定爬行速度和爬行时间，要切实做到由慢到快，循序渐进，切忌急于求成。

（3）应当注意的是，高血压、冠心病患者在开始登楼梯锻炼时，速度宜慢，每天运动 1 ～ 2 次，每次锻炼时间控制在 15 ～ 20 分钟。

五、登山

◎ 登山的好处

在登山过程中，人体的心跳和血液循环加快，肺活量明显增加，内脏器官和身体其他部位的功能也能得到很好的锻炼。登山还有助于防病治病。高血压和冠心病、神经衰弱、慢性胃炎、气管炎、盆腔炎等慢性病患者，在进行药物治疗的同时，配合适当的登山锻炼，可以提高治疗效果。此外，山林地带空气清新，大气中的飘尘和污染物比平时少，而且负离子的含量高，置身在这样的环境中显然是有利于健康的。在登山的过程中，腿部的反复蹬踏，肌肉的伸屈活动，促使人的血液循环加快，肺通气量明显增加，内脏器官和人体其他部位功能得到很好的锻炼，有助于防病治病。

◎ 登山前的准备工作

当然，在我们登山之前也要做好准备工作，登山的穿着必须合体，选择宽松的衣服，鞋子要轻便防滑。若登山时间长的话，就要带上一些饮料，另外还要随身带一些创可贴、消毒水等，以便在擦伤或扭伤的时候使用。还需要注意的是，山顶晚间的气温比较低，应该备有保暖衣物。

开始登山前，可以先步行 10 分钟左右，速度稍快，确信无明显不适后方可开始登山。体质差或者心脏病患者，登山前应检查自己心肺等功能情况。心脏病患者、心功能不全以及哮喘发作者不宜登山。有慢性病的人登山时，最好带一些应急的药品。

六、太极拳

太极拳运动是我国特有的一种武术健身项目，也是一种传统的体育健身运动。太极运动简单易学，动作缓和，呼吸自然，不受时间、地点的限制，对于防治中老年高血压有显著疗效，因此深受广大高血压病患者的欢迎。

◎ 太极拳运动的好处

（1）太极拳动作缓慢，协调而柔和，需要思想集中、心境宁静、精神放松。这种状态不但可以使身体放松，还能消除杂念，使精神也得到彻底地放松。

（2）太极拳柔和的运动方式还会使全身的血液循环增加，改善供血状况，降低心脏和血管的负担，从而使血压平稳，因此特别适合高血压病患者。研究表明，高血压病患者在打完太极拳后血压通常可以下降10～20毫米汞柱。

◎ 降压机制

太极拳运动的动作稳定，姿势放松，运动量适中。因此，非常适合高血压患者以及高血压合并冠心病的患者。

太极拳运动强调"意""气""形"三者合一。现代医学研究发现，太极拳运动可以使人肌肉放松，血液循环加快，心脏负担减轻，心脏射血功能增强，血管松弛，从而促使血压降低。因此，太极拳运动在防治高血压的自然疗法中占有重要地位。

高血压病患者在打完一套太极拳之后，收缩压可以降低10～20毫米汞柱。还有学者观察报道，对经过药物治疗4周后舒张压仍然高于12.8千帕（96毫米汞柱）的42例高血压病患者，在药物治疗的基础上，进行太极拳运动1年后，患者头痛、头晕等自觉症状明显改善者达80%，降压总有效率为64.2%，显效率〔指舒张压降低大于2.7千帕（20.40毫米汞柱者）〕为2.14%。

◎ 康复作用

现代医学研究证明，太极拳运动在高血压病患者自然康复过程中有以下三点重要作用：

（1）太极拳运动包含着许多平衡性练习，可以改善高血压病患者的平衡性和协调性。

（2）太极拳运动动作柔和、姿势放松、节奏舒缓。身心放松能反射性地引起血管放松，促使血压降低。

（3）打太极拳时用意念引导动作，思想集中、心境宁静，有助于消除高血压病患者心神恍惚和对刺激反应过度的症状。

◎ 运动方式

下面介绍太极拳招式中的几式，供高血压病患者参考、练习。

1．海底捞针

（1）身体重心移在右腿上，右手向下转后上摆置头的右侧，手心向左，指尖向前；左手向前下伸，手心向下，手指向前，高于胸，眼瞧左手。

（2）上体下蹲，右手向前下伸，手指向前下，手心向左，与膝平；左手收至左膝外侧，手心向下，手指向前，眼瞧右手。

2．白鹤亮翅

（1）上体稍直，微向左转，右手收抱腹前，手心向上，左手外摆，手心向下，眼瞧左手。

（2）右脚稍向前移，左脚继之前移成左高虚步，同时左右手分别向左下右上分开，右手摆至头的右上方，手心向左后方，左手摆至髋侧，手心向下，眼向前平视。

3．高探马

（1）右脚跟向前移成左高虎步，右手手心转向下，沿右耳向前伸出，手心朝下，手指向前上。

（2）左手收至腹前，手心朝上，眼看右手。

4．手挥琵琶

（1）右脚前移半步，身体重心移于右腿上，右手稍向后下收，左手稍向前上伸。

（2）左脚稍前移，翘起脚尖，左手向前上伸，手心向右，手指高平口；右手收至左肘内侧，手心向左，眼看左手。

5.双峰贯耳

（1）右脚收回，屈膝平举，身体随之稍向右转，左手外摆，手心向后，与肩平，眼看右手。右脚向前落成右弓步，同时两手撤至两肋。

（2）然后握拳分向左右绕弧转前，两拳相对，与耳平齐，手心斜向外下，眼看两拳。

6.闪通臂

（1）左脚微向上提，右手微向上提，左手微向下压，眼看左手。

（2）左脚前落成左弓步，同时右手向上架起，手心向右上，高举过头顶；左手向前推出，手指向上，与肩平齐，眼看左手。

以上适合高血压一、二期的患者，以及高血压病合并冠心病的患者练习。

◎ **注意事项**

（1）练习地点应当选择空气清新、环境安静的场所，避免严寒，酷暑及噪声刺激。

（2）练习时全身肌肉要放松，用意念不用力量，动作圆润而不僵硬、协调而不呆板、松腰松胯而不松懈，则轻便自如。

（3）练习时呼吸应当均匀、自然，以自由呼吸为主；以腹式呼吸与动作自然配合。呼吸均匀、自然，有利于气沉丹田。

（4）练习者要持之以恒、勤学苦练。全身心地投入，思想集中，排除杂念，用意念支配动作，意到气到，气到功到。

♥ **爱心小贴士**

太极拳运动要领有哪些？

心里安静

练习太极拳，首先要做到心里安静。从思想上排除各种私心杂念，无欲则刚。无忧无虑，全神贯注，专心练拳。达到古人所说的"心静""神静"状态。

身体放松

在练拳过程中必须做到身体放松、精神放松，以减少机体的生理负担，减少疲劳，动作协调，轻盈自如，上要沉肩坠肘，下要松腰松胯，躯体不得僵直板滞。

含胸拔背

含胸指胸部略微内收而不挺直；拔背指脊背的伸展，能含胸自能拔背，使气沉丹田。

呼吸自然

呼吸应该均匀、自然。一般来说，吸气时动作为开、提、收；呼气时动作为合、沉、伸，避免屏息。呼吸自然、均匀，有利于气沉丹田。

腰为中轴

练太极拳的各种动作，必须以腰为中轴，腰部应该始终保持中正直立，虚实变化均以腰部为轴心进行转动。所以练拳中腰部要保持正直、放松。

以意导体

太极拳运动的各种动作必须在意念的引导下进行，即在大脑支配下练拳。用意念引导动作、用意念引导呼吸、用意念引导精气（神气）。

周身协调

在练拳过程中要尽量使上肢、下肢、躯体各部位协调运转。身架高低要始终如一，在"起势"时便要决定高、中、低，各种动作要上下相随，前后呼应，一动百动，周身协调，速度均匀。

连绵自如

整套太极拳运动动作应当连绵不断、轻柔自然，由脚而腿到腰，要手随足运，足随手运，一气呵成。做到意到、眼到、身到、手到、步到。一个动作的结束，恰好是下一个动作的开始，似行云流水，连绵不断。

分清虚实

初练太极拳的主要步法应分清虚实。例如，全身重心坐于右腿，则右腿为实，左腿为虚。练拳时，左虚则右实，右虚则左实，分清虚实，才能步履稳健，转动灵活。

太极拳动作稳定，姿势放松，运动量适中，所以适合高血压一、二期的患者。

七、踩鹅卵石

◎ 踩鹅卵石的好处

踩鹅卵石疗法对一、二期高血压病有良好的辅助治疗作用。因为足底是人体经络相对集中的地方，足底有身体各个部位的反射区，当高血压病患者在鹅卵石上行走、踩踏时，就会对足底的经络和穴位产生刺激，促进新陈代谢、血液循环，改善机体功能，使人体供血得到改善，降低心、脑等主要器官的负担，从而起到稳压、降压和保健的功效。

◎ 注意事项

（1）初练时步法不宜过大，逐步适应鹅卵石对脚的刺激。

（2）如果鹅卵石地在室外，最好选择午后或傍晚。早晨鹅卵石较凉，受凉易引起关节疼痛。

（3）可选择大小匀称的鹅卵石，用湿水泥进行固定，自制鹅卵石板。

（4）在鹅卵石板上踩踏时要注意保持节奏，最好赤脚进行。踩踏时间以每次15分钟，每天两次为宜。

（5）在踩踏的过程中最好选择有支撑物的地方，以防止跌倒。

（6）糖尿病患者以及患有关节炎、寒性疾病、骨质疏松、骨质增生、其他骨质病变、足部损伤、足部疾病者忌走鹅卵石。

八、健身球（铁球）

健身球主要用于手掌旋转，因此又称"掌旋球"。目前，锻炼健身球的花样不断翻新，练习者玩球的技艺不断提高。

◎ 练健身球（铁球）的好处

（1）在运动的过程中患者会全身心地放松，使人体血管扩张，减少血液流通阻力和心脏负担，因此具有活血降压作用。

（2）转动铁球时能够刺激手部穴位，并与手掌不断产生摩擦，起到疏通经络、调和气血的作用，有助于消除疲劳、改善睡眠、健脑益智，配合散步等运动形式，达到多重健身功效。

◎ 运动方式

（1）**摩擦旋转法**　球体与球体紧贴，相互旋转的方法，可分为正旋转与反旋转两种。右手顺时针方向、左手逆时针方向的旋转叫作正旋转，右手逆时针方向、左手顺时针方向的旋转叫作反旋转。摩擦旋转主要借助五个指头的发力、屈伸以及收展来完成。熟练后，手掌平伸，仅运用五指的抖动，便能使球摩擦旋转。要求互绕盘旋时球体间不能有空隙，不能发出碰撞的叮当杂音，只允许出现轻微的摩擦声，但球不能从手中滑落。初练摩擦旋转者可先掌握单手双球摩擦顺旋转与反旋转，左右手交换练习。打好基础之后可以逐步练习单手三球平行摩擦旋转、双手四球摩擦旋转以及单手四球摩擦旋转等技艺。

（2）**离心旋转法**　两个球体于旋转时分离，在手掌边旋转的方法，也分为顺旋转与反旋转两种。此法比摩擦旋转难度大，需要在熟练掌握好摩擦旋转后再学习此法。掌握好单手双球离心旋转之后再学习三球四球离心旋转。

（3）**里外跳转法**　双球在手掌的"槽形"中上下翻动、互相跳跃的方法，分为外向里跳转与里向外跳转两种。外向里跳转时用中指、无名指发力从外向里拨球，经中指尖从另一球上方跳跃而过，里侧的球顺势便挤向外侧，这样便完成一次跳转动作；用大拇指与手掌发力，使掌心里侧的球由另一球上方向外跳越落入掌心。如此循环往复，叫作里向外跳转。

（4）**横向跳转法**　双球在手指根部横向的互相跳跃、上下转动的方法。拇指用力将一球挤向另一球，使另一球上升到该球上面，垂直后再用中指、食指把它向食指根部拨下，使两球横向互换位置，也可以向相反方向跳转。如此循环往复，不停跳越。

（5）**带音节旋转法**　在双球旋转中有节奏地发出带音节的相互碰撞声。在掌握离心旋转的基础上可以学习此法。先练习转圈，找出一个碰撞响声，继而再找二声与三声的碰撞点，反复练习，便能掌握带音节旋转，增添锻炼的乐趣。

（6）**多球带转法**　有"四球转三带一"与"五球转四带一"等方法。就是 3 个或 4 个大球托在掌心，上面再放 1 个小一号的健身球，该球借助下面 3 个球或 4 个球平行旋转力量的带动而出现自转，如同"大轮带小轮"一般。此法难度比较大，且要一定的基本功与较大的指力、腕力与臂力。

（7）**自由多变法**　就是指各种技艺娴熟之后，锻炼健身球的方法自由多变，随心所欲，不拘一格。不少健身球高手左右两手玩球的个数可不同，双手锻炼的方法常常各异，双手的锻炼方法常常变幻莫测，出神入化。

◎ **注意事项**

（1）必须选择合适的健身球。空心健身球是高血压病患者用来锻炼的首选健身球，不宜选用实心铁球及石球。因为这两种健身球分量过重、球身过凉，不利于缓解肢体远端小动脉痉挛和扩张血管，会对降压效果产生影响。

（2）在初练时，患者还应根据自己的手掌大小、手力强弱来选择合适的健身球，建议先从球体直径 45 毫米、每副重 400 克的小号健身球或者球体直径 40 毫米、每副重量 250 克袖珍健身球开始练起。待指力、臂力都有所提高，对球体转动熟练后，再改用大一号的健身球。

（3）高血压病患者在进行健身球锻炼时，应全身放松，保持精神愉快。手指旋转健身球时握球的松紧要与手指的伸展、屈曲动作相配合。当两只健身球在手中旋转到横向排列时，手指应屈曲用力握球；当球旋转到纵向排列时，手指要逐渐伸展放松，这样一紧一松的旋转有利于血管扩张、血压下降。

（4）健身球锻炼的运动量也需要循序渐进，具体的运动量可根据自己的身体素质和原来是否经常参加运动来决定，而旋转速度可随着熟练程度而自主决定，但不宜过快，建议保持在每分钟 60 ～ 80 次左右。

（5）患者在进行锻炼时应左右手频繁地交替活动，这样才能使双手的活动能力协调发展，也能使整个锻炼过程轻松自然，不会导致单手过度疲劳的情况发生。

九、保健操

医学研究发现，一些保健操可以使患者的肢体得到舒展，紧张的情绪得以缓解，并能改善人体的微循环，促进新陈代谢、血液流通和脂肪分解、消耗，有助于保持良好的体型，降低血压，非常适用于一级、二级高血压病患者。

◎ 运动方式

（1）摩体保健操

步骤一：坐姿、站姿均可，身体自然端正，正视前方，沉肩坠肘，含胸拔背，调息存念，意守双足涌泉穴（图5-1），全身肌肉放松，练功时采用鼻吸口呼法。

步骤二：将双手食指指腹紧贴在眉梢与外眼角中间向后的凹陷处，顺时针按揉太阳穴（图5-1）。

步骤三：将一只手掌紧贴在百会穴（图5-1），然后顺时针缓慢旋转。

步骤四：双手拇指指腹扫揉双侧风池穴（图5-1），顺时针旋转。

步骤五：双手五指自然分开，用小鱼际从前额向耳后分别按摩。

步骤六：先用左手大鱼际擦右颈部胸锁乳突肌，再换右手擦左颈，反复数次。

步骤七：用右手按揉左臂肘关节、屈肘尖凹陷处曲池穴（图5-1），然后换左手按揉右臂的曲池穴。

步骤八：用右手大拇指按揉左腕内关穴（图5-1），再用左手按揉右手内关穴，反复数次。

步骤九：用双手拇指按揉双腿足三里穴（图5-1）2～3分钟。

步骤十：双手放松下垂，然后握成空拳，屈肘抬起，提肩向后扩胸，放松，还原。

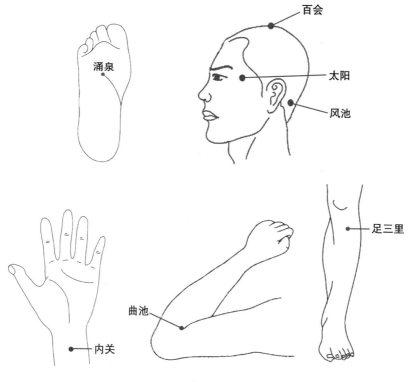

图 5-1 摩体保健操穴位

（2）高血压病防治操

步骤一：保持站立姿势，两脚分开与肩同宽，双臂从身前平行上举，动作要平稳、缓慢，并配合呼吸，至与肩平为止。然后将双臂缓缓放下，回到身体两侧，自然下垂。每次做 6 ~ 8 次。

步骤二：保持站立的姿势，双脚分开与肩同宽，两臂在身体两侧屈肘 90°，掌心向上。右手向体前伸出后，掌心向下，然后向外做平面画圆动作，至身体右侧，同时腿变右弓步。然后还原，左臂依法向左画圆。左右交替各 6 ~ 8 次。

步骤三：两腿保持马步半蹲，两臂平举在身前，保持 30 ~ 60 秒后站起，反复 6～8 次。

步骤四：患者保持站立姿势，双手叉腰，在原地尽量抬高脚进行踏步。以 100 步为一次，连续 2～3 次，两次中间应休息片刻。

十、五禽戏

五禽戏是华佗创建的养生功法。现代医学研究证实，五禽戏是一种行之有效的锻炼方式，它能锻炼和提高神经系统的功能，提高大脑的调节功能，有利于神经细胞的修复及再生。它能提高肺功能及心脏功能，改善心肌供氧量，提高心脏排血功能，能够促进组织器官的正常发育。同时它还能增强肠胃的活动和分泌功能，促进消化吸收，为机体活动提供养料。五禽戏对于高血压有很好的治疗效果和预防效果。

高血压病患者可以根据自己的病情和体质，选择全套动作反复练习，也可选择五禽戏（是指模仿虎、熊、猿、鹿、鸟五种禽兽的动作）中的一种或多种动作反复练习。每日可锻炼 4～5 次，每次 10 分钟。下面介绍五禽戏的具体动作，以备高血压病患者参考、练习。

◎ 虎戏

（1）自然站立，左脚向左跨步，双手抬起屈于肩前，呈虎爪形，掌心向前，距肩一拳。

（2）双腿不动，双掌向上、向前划弧形挥出并下压，上体前俯，作捕食状。

注意：此戏练习时，手足动作和呼吸要协调一致，左、右交替做；翻转变掌向前伸出时，宜稍用力，速度要快，以显示虎扑食物时的敏捷和勇猛动作。

◎ 熊戏

（1）全身放松，自然站立，两脚分开与肩同宽，两臂在体侧自然下垂，意念集中于神阙穴（即肚脐）。

（2）屈右膝，左脚向左前迈出半步，身体稍微左转，右肩向前下晃动；手臂随之下沉，左肩稍微向后外舒展，肘稍屈，左臂向上抬；然后收左脚，屈左膝，右脚向右前迈出半步，身体稍微右转，左肩向前下晃动，手臂随之下沉，右肩稍微向后外舒展，肘稍屈，右臂向上抬。

注意：练习此戏时，动作要沉稳缓慢，气沉丹田，意守脐内（或者神阙）。

◎ 猿戏

（1）自然站立，两脚分开与肩同宽，两掌上提至胸前，两肩上耸，收腹提肛，头向左转，目随头动，视身体左侧。

（2）方向相反，动作相同。

注意：练习此戏时，动作要协调；当吸气时，要闭嘴；当呼气时，用口缓缓呼出。

◎ 鹿戏

（1）自然站立，左腿起步踢出，上体前倾，脚掌距地一拳，右腿微屈，成剪子步；右臂前伸，腕部弯曲，手呈鹿蹄形，指尖下垂与头平；左臂于后，距腰一拳，指尖向上，眼为斜视。

（2）方向相反，动作相同。

注意：此戏练习时，动作要协调，旋转时要靠腰、胯部带动手臂。

◎ 鸟戏

（1）两脚平行站立，两臂自然下垂，左脚向前迈进一步，右脚随之跟进半步，右脚尖点地，同时两臂慢慢从身前抬起，掌心向上，与肩平时两臂向左右侧方举起，随之深吸气；左臂自左侧方下落，掌心向下，右臂上抬高过头，掌心向上，随之深呼气。换方向再做一次。

（2）右腿伸直站立，左腿屈膝提起，小腿自然下垂，脚尖朝下，同时，两臂成展翅状，在身体两侧平举向上，稍高于肩，掌心向下，目视前方。换方向再做一次。

注意：练此戏时，意守气海，伸展时吸气，而屈体时则呼气。

十一、八段锦

八段锦是我国民间流传的以八节动作组合而成的保健操，它的基本要领就是姿势要正确、心情要平静以及身体要放松，要做到形神合一、平衡舒畅、刚柔相济、粗中有细。八段锦，术式简单，运动量适中，不受环境场地所限制，随时可以练习，坚持经常练习，具有强筋骨、利关节、通血脉以及调脏腑等功能，同时还能消除中枢神经系统疲劳、改善血液循环、维持及促进消化系统功能的作用，有助于降低血压及改善高血压病头晕头痛、心烦失眠等症状，适用于高血压病、颈椎病以及神经衰弱等。

八段锦的操作步骤如下，每节动作每次可以做 4 ~ 20 遍，每套动作每日可做 1 ~ 2 次。

◎ 第一段　双手托天理三焦

预备姿势：立正，两臂自然下垂，眼看前方。

步骤：两臂慢慢自左右侧向上高举过头，十指交如翻掌，掌心向上，两足跟提起，离地一寸；两肘用力挺直，两掌用力上托，两足跟再尽量上提，维持这种姿势片刻；两手十指分开，两臂从左右两侧慢慢降下，两足跟仍提起；两足跟轻轻落地，还原到预备姿势。

要求：上撑动作要有"托天"之意，两手向上相交叉时吸气，翻拿上托时呼气；叉手下降至头顶时吸气，分手下垂还原时呼气。

◎ 第二段　左右开弓似射雕

步骤：双腿成骑马蹲裆势，双臂平伸由左右侧分别前旋对（击）掌，随后右肘弯曲，右手握拳于胸前，左臂向左平伸，左手握拳，拇指直立向上，目视拇指尖端，双臂成拉弓状。然后两臂平伸，仍由左右侧分别前旋于胸前击掌，再左臂弯曲右臂向右侧平伸成拉弓状。如此反复10 ~ 15 次。

要求：要模仿拉弓射箭的姿势，开弓时两手用力缓缓撑拉，回收时亦似撑着弓弦缓缓放松。以吸气配合开弓，以呼气配合收回。

步骤：并步直立，两手屈肘抬至胸前，手心向下，左手内旋上举至头顶上方，手心向下，眼看上举之手；同时右手下按至右胯侧，手心向下，此谓"左举手"。然后，左手落下，右手抬起，双手平至胸前，再右手上举至头顶上方，左手下按至左胯侧，做"右举手"。

要求：以呼气配合上举下按，以吸气配合两手平至胸前，如此反复数遍，回复至预备势。

◎ 第四段　五劳七伤往后瞧

步骤：自然站立，两臂自然下垂。慢慢向右转头，眼看后方，复原，成直立姿势；再慢慢向左转，眼看后方，复原。

要求：头部转动时，保持两足趾抓地，头微上顶，肢体正直不动。以呼气配合转头后瞧，以吸气配合转头复原，如此左右转动往后瞧，反复数遍。

◎ 第五段　摇头摆尾去心火

步骤：双脚平行站立比肩稍宽成骑马蹲裆势，然后，头和上身向左前方倾斜，臀部向右后方坐；右腿前弓屈膝，左腿向左前方伸直；左臂伸直使左手指达左足尖部，右肘弯曲向右上方成拉弓状。然后变换方位，头和上身向右前倾斜，臀部向左后方坐，右腿向右前方伸直。伸展右臂使手指达右脚尖部，左肘弯曲向左上方成拉弓状。如此反复，使臀左右摇摆，四肢左右伸屈各 10 ~ 15 次。

要求：摆摇之时，两脚趾抓地，脚掌踏实，勿上下起伏。

◎ 第六段　两手攀足固肾腰

步骤：上身后仰，同时两手手心自然贴身后移。上身再慢慢前屈弯腰，同时两手虎口张开朝下，手心贴大腿后侧随弯腰动作而下移至脚跟（或移至本人所能到的极限），抓握住保持片刻，再起身直立垂臂。

要求：动作要缓慢，全身要放松，攀脚时必须直膝，以吸气配合后仰，以呼气配合前屈弯腰，反复数遍，回复至预备势。

◎ 第七段　攒拳怒目增气力

步骤：两腿开立，屈膝成骑马势，两手握拳放在腰旁，拳心向上。右拳向前方缓缓用力击出，臂随而伸直，同时左拳用力紧握，左肘向后挺，两眼睁大，向前虎视。

要求：练习时做到头、肩、臂、膝、脚平正，动作刚劲矫健。年老体弱者蹬跳不便，可用左脚向左横开一步成马步。

◎ 第八段　背后七颠百病消

步骤：取立正姿势，两臂自然下垂使肌肉放松，连续做提踵（脚后跟）运动，随即恢复原位。提踵运动数次，使全身肌肉充分放松，呼吸平和。这是八段锦的最后整理运动。

要求：以吸气配合提脚跟，以呼气配合落脚跟，颠动身体，使全身放松，最后脚跟落地，直立垂臂收功。

以上各段动作一般做 4 ～ 20 次，每天可练整套动作 1 ～ 2 次。当然，也可根据自身体质和病情的不同，选择其中的某一段或某几段进行练习。

十二、易筋经

易筋经是我国民间广为流传的一种运动健身方法，它是仿效古代劳动人民舂米、载运、进仓、收囤等多种姿势演化而来的。

易筋经具有动静结合、刚柔相济的特点，坚持经常练习，可强壮筋骨、促进血液循环、改善脏腑功能，对高血压病等慢性疾病有辅助治疗功效。易筋经有十式、十二式之分，下面介绍十二式易筋经的操作步骤。

◎ 捣杵舂粮

预备姿势：自然站立，两脚分开，与肩同宽，两臂自然下垂于体侧，两眼平视前方，全身放松，调匀呼吸。

操作步骤：

① 两臂由体侧缓缓抬至胸前，两肘内屈，立掌，掌心相对（相距6～7厘米），指尖向上，屈腕合掌，手形如拱。

② 吸气时，用暗劲使掌根内挤（用暗劲，是指形体姿势不变，而肌肉用力紧张起来），指向外翘；呼气时，放松。此动作反复可做8～10次，多至20次。

◎ **扁担挑粮**

预备姿势：自然站立，两脚分开，与肩同宽，两臂自然下垂于体侧，全身放松，调匀呼吸，意念集中于脐内（或中宫）。

操作步骤：

① 两臂经胸前徐徐外展至侧平举，立掌，掌心向外。

② 每吸气时，臂用暗劲后挺，胸部扩张，以脚趾抓地；每呼气时，掌用暗劲向外撑，指尖内翘，脚跟微微提起离地。此动作可反复操作8～20次。

◎ **扬风净粮**

预备姿势：立正，两脚跟并拢，两臂自然下垂，双手掌心紧贴腿旁。

操作步骤：

① 两脚分开，与肩同宽，两臂自体侧缓缓上举，于头顶上方，掌心向上，臂肘挺直，两手托天，舌抵上腭，牙关紧咬，全身伸展。

② 吸气时，两手用暗劲尽力上托，两腿用暗劲尽力下蹬；每呼气时，全身放松，两掌向前下翻，手臂肌肉慢慢放松。此动作可反复操作8～20次。

◎ **换肩扛粮**

预备姿势：自然站立，两脚分开，与肩同宽，两臂自然下垂于体侧。

操作步骤：

① 两臂徐徐外展至侧平举，掌心向下；之后，右手再缓缓上举伸

直，掌心向下，五指并拢，指尖向内，两目仰视右掌心，左臂同时缓缓放下，屈肘于背后，以手背贴于腰部；每吸气时，用暗劲头往上顶，肩后挺，呼气时全身放松。此动作可连续做 5 ~ 10 次。

② 此后，两手交换，即左手上举、右臂后屈，按前述动作要求再做 5 ~ 10 次。

◎ 推袋垛粮

预备姿势：自然站立，两脚分开，比肩稍窄，两臂自然下垂于体侧，全身放松。

操作步骤：

① 两臂屈肘于胸旁，缓缓向前推出，至两臂前平举，立掌，掌心向前，全身挺直，两眼平视前方。

② 吸气时，两掌用力前推，手指后翘；呼气时，臂掌放松。此动作可连续做 8 ~ 20 次。

◎ 牵牛拉粮

预备姿势：自然站立，两脚分开，与肩同宽，两臂自然下垂于体侧，调匀呼吸。

操作步骤：

① 右脚向前跨一步，屈膝，左腿蹬直，成右弓步；双手握拳，右臂屈肘，右拳举至前上方，高出肩，左拳斜垂于身后；每吸气时，两拳紧握内收，呼气时放松复原。此动作可连续做 5 ~ 10 次。

② 之后，左右易位，按上法随呼吸可再做 5 ~ 10 次。

◎ 背牵运粮

预备姿势：自然站立，两脚分开，比肩稍宽，要手握拳于腰间，全身放松。

操作步骤：

① 两拳变掌，左前臂向后屈，手背紧贴背胸椎，指尖尽量向上背；

右手由右肩上后伸，如牵拉绳子一样去拉左手手指，同时脚趾抓地，身体略前倾；每当吸气时，两手拉紧（如两手指不能拉在一起，可尽量靠拢），呼气时放松。此动作可连续做 5 ~ 10 次。

② 之后，左右易位，左手在上，右手在下，按上述动作要求再做 5 ~ 10 次。

◎ **盘箩卸粮**

预备姿势：立正，两脚跟并拢，两臂自然下垂于体侧，全身放松，调匀呼吸。

操作步骤：

① 左脚向左横跨一大步，两脚开立，略比肩宽，同时两臂侧平举，掌心向上；之后，两腿屈膝下蹲成马步，上身挺直，两肘屈曲，两前臂向前外方水平伸出，掌心向上，如捧重物，以此姿势稍停片刻后，两手翻掌向下，虎口向前，如搬放重物，然后两腿慢慢伸直，左脚再收回并拢。

② 捧物时，手用暗劲上托，尽量吸气；放物时，放松呼气。此动作可重复做 5 ~ 10 次。

◎ **围芡囤粮**

预备姿势：立正，两脚跟并拢，两手握拳于腰间，全身放松，调匀呼吸。

操作步骤：

① 右臂伸向左前方，右拳变掌伸出后变成五指捏成钩手，上体左转；然后，身体前弯，同时右手在腰带下向右划平圆，似做围粮芡的动作，手划近胸部时，上体伸直，吸气；划到前方时，上体前弯，呼气。此动作可重复做 4 ~ 5 次。

② 接着，右手收回握拳于腰间，左手向右前方伸出，五指捏成钩手，上体右转，然后身体前弯，同时左手在腰带下向左划平圆，动作要求同前述，可连做 4 ~ 5 次。

◎ 扑地护粮

预备姿势：自然站立，两脚分开，与肩同宽，两臂自然下垂于体侧，两眼平视，全身放松。

操作步骤：

① 右脚前跨一大步，屈膝，左腿蹬直成右弓步，上体前倾，双手五指撑地，成俯卧撑姿势，头微抬，眼看前下方。每吸气时，两臂伸直，上体抬高；每呼气时，两肘屈曲，上体前倾，胸部下落。如此一吸一呼，两臂一伸一屈，上体一起一伏，可连续做 5 ～ 10 次。

② 之后，换成左弓步，按上法可再做 5 ～ 10 次。

◎ 屈体捡粮

预备姿势：自然站立，两脚分开，与肩同宽，两臂自然下垂于体侧，调匀呼吸。

操作步骤：

① 两臂由体侧同时上举，两手用力合抱头后部，手指贴枕后部，以两肘用力张开，手指敲脑后部若干次，然后配合呼吸做屈体动作。

② 先呼气，同时俯身弯腰，头探于膝间做打躬状；吸气时，身体挺直。如此反复进行，可做 8 ～ 20 次。

◎ 弓身收粮

预备姿势：立正，两脚跟并拢，两臂自然下垂于体侧，全身放松。

操作步骤：

① 两脚开立，上体前屈，两臂下垂伸直，手心向上，用力下推，头稍上抬，稍停片刻，上体直立，两臂侧举。

② 如此呼气时屈体，吸气时直立；屈体时脚跟稍稍提起，直立时着地。以上动作可重复做 8 ～ 20 次。

还有哪些活动是可以降压的？

转动脚踝

血压偏高的人，踝部都有程度不同的僵硬现象。转动脚踝部，可刺激足部的穴位和经络，除可使其舒展外，还有促进血液循环和降低血压等作用。转动脚踝的做法如下：高血压患者盘腿坐在床上或椅子上，以右手抓住左脚尖，用左手抓住右脚尖，轮流转动踝部，每次左右各转动30～40次，早、晚各进行1次，洗脚之后进行则效果更好。注意，应缓慢地、仔细地转动，切记不要用力过大、过猛，防止踝关节软组织扭伤。

股关节活动

高血压患者，股关节肯定很僵硬。若怀疑自己患高血压病，不妨试一下股关节。患者仰卧在床上，一腿伸直，而另一腿弯曲，弯曲的膝盖向床面方向靠，若患高血压病，则很难将膝盖靠在床面上。由于左腿与动脉血液循环有很大联系，所以如左腿股关节僵硬，说明血液循环不好，当然也有右腿股关节僵硬的。因此，做此活动前，先要弄清是哪条腿僵硬，以便对症下药。活动股关节降压的具体方法：患者仰卧于床上，将股关节僵硬的那条腿的膝盖弯曲，向上提拉，并缓慢向斜下方转动即可。每日可做数次，每次可做10余下，每日坚持练习，便会使血压下降。

移动臀部

腰部左侧和左腿关节同动脉有联系，所以腰部左侧发硬发紧，动脉血向下流动便会不畅，猛然站起来便会有头昏的感觉；腰部右侧，同静脉有联系，通常低压（即舒张压）高的人，腰部右侧会有紧张之感。不管如何，腰部与脚上关节若发硬发紧，就会压迫血管，使血液循环受影响。所以，调整腰部、骨盆的平衡，消除其紧张感，为降低血压的关键。调整骨盆效果较好的运动方式是"移动臀部"，方法较为简单：首先患者坐在地上，伸平双腿，双手前伸于胸前，手脚有节奏地互相配合，移动臀部前进。开始，要以自己可以达到的速度，向前移动2～3米，之后逐渐提高向前移动的速度，以1.5分钟向前移动10米为最理想。此项活动，每日1～2

每天坚持练习，就会使增高的血压逐渐降下来。

腹式呼吸

轻型高血压患者，可以采用腹式呼吸法降压。此法有避免紧张，消除劳累，使身心放松等功效，从而缓解交感神经的兴奋，使血压下降。腹式呼吸的做法：人仰卧在床上，两手轻轻交叉于腹部，并且手配合着呼吸，一边有意识地上下滑动（也就是呼气时腹部凹陷，手下滑；吸气时，腹部上抬，手上滑），一边慢慢地呼吸。开始练习时，每分钟可以呼吸7～8次，慢慢习惯之后，吸气后可稍微屏住呼吸，呼吸次数也可以逐渐减少到每分钟4～5次。

如果能坚持每天早晚各做1次，每次做5分钟，连续2～3个月之后，收缩压就可下降到正常水平。

第五节　运动时的注意事项

◎ 在医生指导下运动

高血压患者的运动与正常人的身体锻炼不同，要达到一定的运动量才会有效，而且过量还会有风险。为达到既有效又安全的运动治疗，运动前应做运动测试，医生将根据测试结果，结合患者的其他病情（比如是否合并冠心病及糖尿病等）制定个体化运动处方。在运动时，不仅需观察心率，还需严密观察血压以及患者自我感觉等。

◎ 选择合适项目

不同的高血压病患者因年龄、症状、病情不同，选择的运动方式也各不相同。高血压病患者尤其是中老年人，在运动前最好了解一下自己的身体状况，在医生指导下，根据自己的病情、年龄、体力以及爱好等情况决定自己的运动种类、运动强度、运动时间以及运动频度等。高血压病的运动方式多采用步行、慢跑、骑车、太极拳以及游泳等有氧运动。在进行运动锻炼时，不应做猛烈的低头弯腰等体位变化幅度过大的动作，这样容易发生意外。

◎ 掌握适应证与禁忌证

高血压病患者应严格掌握适应证与禁忌证，临界性高血压，一期、二期高血压病与部分病情稳定的三期高血压病适宜用运动疗法。任何临床病情不稳定者均属于禁忌证，包括急进型高血压、重症高血压或者高血压危象、病情不稳定的，三期高血压病与合并其他严重并发症者。高血压患者若合并有严重心律失常、心动过速、明显的心绞痛、脑血管痉挛（有眩晕、头痛、恶心、呕吐等症状）以及心动能失代偿者，应暂停各种运动，在家休养，或者到医院治疗。

◎ 运动中问题的处理

严格遵守运动"三部（步）曲"，一定做好运动之前的准备活动及运动后的放松运动。运动前最好进行体检，运动过程中呼吸应该保持自然协调，顺畅自如，若出现呼吸困难、胸闷难受、心悸以及心绞痛发作，应该立即停止运动，舌下含服硝酸甘油类制剂并到医院检查身体。运动后应睡眠好、胃口好，若出现运动后睡眠不好、食欲不佳，则说明运动过量。

◎ 锻炼时间的选择

大多数高血压病患者，尤其是老年人，都选择清晨作为一天锻炼的主要时间，其实，城市的清晨与傍晚的空气污染是最严重的。过早起床锻炼，因为血压存在"晨峰"现象，即每天早上（7～9点左右）最易血压上升，所以容易发生高血压脑病或中风。运动锻炼可以选择在上午10点以后，时间以半小时到1小时为宜。

◎ 应循序渐进、持之以恒

需要强调的是，运动调养需要至少1周的时间才能产生效果，若要达到较显著的降压效应需要 4 ～ 6 周，因此运动要持之以恒。不要轻易停用降压药物，运动调养只是高血压病防治的辅助手段，特别是二期以上的高血压病患者更应在药物调养的基础上进行运动调养。

第六章

··········

高血压的中医外治法调养

手部按摩　　头部按摩
足部按摩　　耳穴按摩
刮痧　拔罐　艾灸　敷贴
药枕　足浴　磁疗

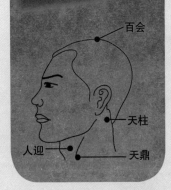

第一节 手部按摩

一、手部按摩的特点

手部按摩又称手部反射区按摩保健法、手疗等，是操作者运用一定的推拿按摩手法，或借助于适宜的推拿按摩工具，作用于手部的一定部位（主要是手部的病理反射区或经穴、奇穴等部位），施以特定的、有效的按摩刺激以疏通局部气血、调整脏腑虚实、调和气血，起到扶正祛邪、疏通经络等作用，从而达到治病防病、养生健体目的的一种治疗方法。手部按摩具有以下特点。

◎ 经济实用

手部按摩不需任何设备，不用任何药物，只需自己一双手，在家庭内就可以防病治病了。因此，学会手部按摩，可以极大地节约医疗开支，节省许多宝贵时间，真是省时省钱又实用方便。

◎ 无副作用

手部按摩法是利用机械原理带动化学变化的过程，只要方法得当，不会产生任何毒副作用。手部按摩能改善机体的新陈代谢，同时引起血液成分的变化。手部按摩手法正确，不仅不会给机体带来任何不良反应，而且还能有效提高机体免疫力。

◎ 效果显著

手部按摩方法是一种操作简单但疗效显著的保健与治疗方法，它利用一定操作手法对机体进行机械刺激，从而达到预防和治疗疾病的目的，具有疏通经络、调和气血、平衡阴阳的作用，能改善脏腑的生理功能，提高机体的免疫力。

研究表明，手部按摩能有效扩张毛细血管，继而促进全身血液循环，改善机体新陈代谢，使萎缩的肌肉组织得到新生、损伤的脏腑器官得到修复。

◎ 简便易学

简便：手部按摩不受时间、地点、环境、条件的影响，也不需器械和药物，身体某脏器或部位出现不适时，随时可在房室内外进行按摩，甚至看书、看电视时都能按摩，十分简便，易于大众接受。

易学：男女老幼都可以学会，有文化、懂一些生理解剖知识的人学起来就更容易了，关键在于记住手部穴位或手部反射区。反复实践即能掌握，适合社会大众医疗保健需要。

◎ 适合推广普及

手部按摩操作方法简单易学，且不会引起不良反应，非常适合广大人民群众学习使用，以增强体质，强身健体。而且手部按摩法还有及早预防、诊断疾病的特点，能在未病之前就将致病因素除去，具有良好的保健作用。同时，对于某些疾病，还能快速、有效地缓解症状。所以，手部按摩法是一种应当推广普及的"绿色治疗方法"。

二、手部按摩常用部位

手部按摩时，按摩操作者用得最多的部位是拇指和食指，具体部位见图中所注。（图6-1）

手部按摩时常用的部位有拇指前甲角、拇指尖端、拇指指腹、拇指桡侧偏峰、食指尖。

（1）**拇指指腹** 拇指指腹分前、中、后三部分。如在推摩第二掌骨虎口侧时开始用前中部，最后用后部指腹。前中部偏柔和，后部则可逐渐加压。

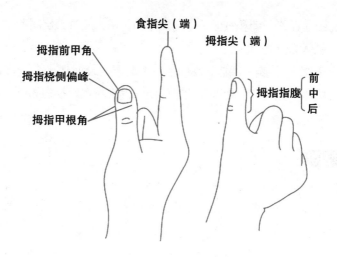

图 6-1　手部按摩时常用部位

（2）拇指尖端　是能加力的部位，有时连指甲的作用也需用上。

（3）拇指前甲角　能深入骨缝，按摩到深层肌肉中的骨膜。

（4）拇指桡侧偏峰（简称拇指偏峰）　多用于手背较窄的骨缝和其他需深入的部位。

（5）食指尖端　力度偏外，但能深入，尤其是扣点一、五掌骨时更不能少。

三、手部按摩降压法

高血压病患者发病的主要原因是情绪失调、饮食不合理以及肝肾功能损伤。因此，高血压病患者可采用手部按摩的疗法来调补肝肾、改善脑部血液循环、降低血压。

【有效穴位】

合谷穴、内关穴、神门穴、大陵穴、劳宫穴。（图6-2）

【按摩手法】

在合谷、内关、神门、大陵、劳宫等穴位上点揉或按揉各100次，力度适中。

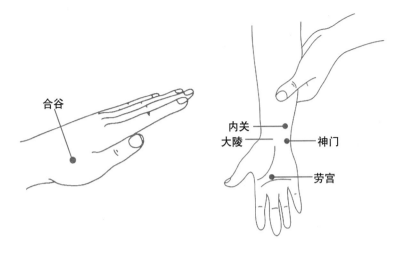

合谷

内关
大陵
神门
劳宫

图 6-2　高血压手部按摩有效穴位

第二节　头部按摩

一、头部按摩的特点

◎ 简便易学

实践证明，头部按摩法是简便易学的医疗保健方法。

简便：头部按摩法不受时间、地点、环境、条件的影响，也不需器械和药物，身体某脏器或部位出现不适，随时可在室内外进行按摩，甚至看书、看电视时也可按摩，十分简便，大众易于接受。

易学：头部按摩法男女老少都可以学会，有文化、懂一些生理解剖知识的人学起来就更容易，只要记住穴位或反射区，认真反复实践即能掌握，适应社会人众医疗保健需要。

◎ 安全有效

长期临床实践证明，安全有效是穴位按摩法的最大优点。这一法不用打针吃药、无创伤、无任何副作用；有病治病、无病可以强身，完全符合当今医学界推崇的"无创伤医学"和"自然疗法"的要求。头部按摩法对糖尿病也多有奇效。

◎ 疗效奇特

　　头部按摩法不仅具有易学、易掌握、易操作、见效快的优点，而且不受时间、地点、环境条件的限制。同时，头部按摩疗效奇特，是一种无针、无药、无创伤、无副作用的物理疗法，也是一种标本兼治的全身治疗方法。尤其是对一些慢性病和痛证的治疗，能显示出其独特的疗效，深受广大群众的喜爱。

　　目前多数的医疗检查手段和方法，只有当人体不适、有明显症状或反应时才能做出诊断。即使这样，有时也有误差。如冠心病在不发作时，其心电图往往也无异常变化。有很多疾病一旦被现代手段检查出来时，往往已是中、晚期，治疗难度也就很大了。因此，应早期诊断、早期治疗，防患于未然，使机体保持旺盛的生命力，是目前医学发展的大趋势。头部按摩法正符合这个大趋势。当人们感觉机体稍有不适或精神不振时，穴位反射区或穴位就会有反应。我们通过对穴位进行观察、触摸、按压等诊断方法，就会发现很多疾病的早期症状，进而达到早期治疗的目的。

◎ 经济实惠

　　头部按摩不需任何设备，不用任何药物，只需一双手，在家庭内就可治病防病了。不仅经济实惠，而且效果不错。因此，学会头部按摩法，可谓省钱省时又实用便捷。

二、头部按摩降压法

　　中医认为"头为诸阳之会"，人体十二经脉和奇经八脉都汇聚于头部，头部有几十个穴位。正确的按摩和日常的一些良好习惯，对高血压病患者可以起到意想不到的保健作用。因此，高血压病患者除服用降压药外，如配以头部按摩会起到很好的疗效。

【有效穴位】

经穴与经外奇穴：百会、天柱、人迎、天鼎、神庭、攒竹、风池、阳白、率谷、人中、太阳、百劳、四神聪、风岩、印堂、桥弓等穴。（图6-3）

头穴：晕听区、感觉区、足运感区、生殖区、血管舒缩区等。（图6-3）

面穴：首面穴、心穴、肝穴、肾穴等。（图6-3）

【头部按摩】

（1）两手的手指弯曲，用指甲梳头，从头正中向左右两侧分梳，左右各10次，左右中指交替按揉百会穴，各按揉10次，力度适中，以胀痛为宜。

（2）双手拇指桡侧缘交替推印堂至神庭穴30～50次。

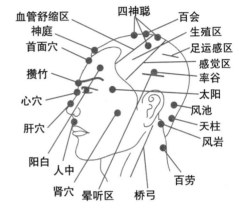

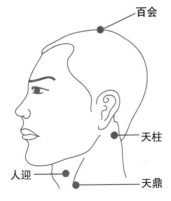
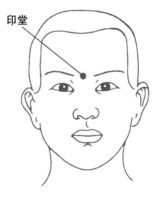

图6-3　高血压头部按摩有效穴位

（3）用双手拇指指腹分推攒竹，经过阳白至两侧太阳穴30～50次。

（4）按揉颈部的天柱、人迎、天鼎各50～100次，力度以酸痛为宜。

（5）按揉印堂、四神聪、百劳、风岩、人中各 30 ～ 50 次。

（6）按压首面穴、心穴、肾穴、肝穴各 50 ～ 100 次。

（7）用双手大鱼际按揉太阳穴 30 次，按揉时的旋转方向均向前。

（8）以率谷为重点扫散头侧面左右各 30 次。

（9）用拇指指腹面向下直推桥弓，先左后右，各 10 ～ 20 次。

（10）用拇指桡侧缘直推晕听区、感觉区、足运感区、血管舒缩区、生殖区各 50 ～ 100 次。

（11）用中指指端叩击血管舒缩区、足运感区、生殖区各 30 ～ 50 次。

（12）拿捏风池 10 ～ 20 次，力度以酸痛为宜。

【耳部按摩】

（1）双手点掐或点揉肝、肾、心、角窝上、神门、肾上腺、内分泌反射区各 10 次，以能耐受为度。

（2）双手拇指自上向下揉按耳背 5 ～ 10 次，揉至红润为止。

（3）把小颗粒状药物或种子，如六神丸、王不留行子、萝卜子等，用小块橡皮膏固定在相应耳部反射区，每天按揉 5 ～ 7 次，每次每反射区 2 ～ 3 分钟。

三、头部按摩降压法

◎ 拇指按压太阳穴

双手拇指指端着力，按压太阳穴，出现胀感后，维持 5 ～ 10 秒，再缓慢放松。

◎ 四指按压前额

双手四指指端着力，按压前额，出现胀感后，维持 5 ～ 10 秒，稍上移再压，由下至上，反复 5 次。

◎ 中指推揉太阳穴

双手中指指端着力，按住太阳穴，出现胀感后，推揉 5 ～ 10 秒，缓慢放松。

◎ 中指按压风池穴

双手中指指端着力,按压风池穴,至出现胀感后,继续维持 5 ～ 10 秒后慢放,反复 5 次。

◎ 四指搓擦双鬃

双手四指掌面着力,与头皮发生摩擦,来回上下均匀搓擦,使双颞部出现胀感、热感。

◎ 四指搓擦枕部

头部稍偏向一侧,对侧四指着力,搓擦枕部头皮,由轻渐重,出现热感后,换手搓另一侧。

◎ 五指梳头

双手五指指端用力,均匀梳头,逐渐由头中央向两侧移动,梳 30 ～ 50 次。

♥ 爱心小贴士

头部按摩有哪些注意事项?

无论是治病还是保健,进行头部按摩均应注意以下事项,以保证按摩的安全和疗效。

(1)室内要保持清静、整洁、避风,避强光,避免噪声刺激,保持空气新鲜。

(2)对于长时间服用激素和极度疲劳者,不宜进行头部按摩。

(3)按摩者的手、指甲要保持清洁。有皮肤病者不能给他人按摩,也不能让他人为自己按摩,以防相互传染。

(4)按摩者在按摩每个穴位前,都应测定一下针刺样的反射痛点,以便有的放矢,在此着力按摩,取得良好的治疗效果。

（5）饭后、酒后、洗澡后、大运动量后，不宜立即进行按摩。

（6）按摩时应避开骨骼突起部位，以免损伤骨膜。老人的骨骼变脆，关节僵硬，儿童皮薄肉嫩，在按摩时不可用力过大。应嘱咐受术者放松肌肉，施术时取穴要准确，用力应由轻到重，既要柔和又要持久用力。

（7）按摩过程中，患者如有不良反应，应随时提出，保证治疗的安全可靠。如出现发热、发冷、疲倦等全身不适症状，属正常现象，应坚持治疗。

（8）在按摩后半小时内，必须喝开水500毫升以上。严重肾脏病患者，喝水不能超过150毫升。

（9）受术者体位要得当，以按摩部位舒适放松为标准。

（10）按摩者要修剪指甲，以免损伤皮肤。在冬天应先将手搓热，以免手太凉而引起受术者肌肉紧张，感觉不舒服。按摩者禁止戴戒指和手链等饰品进行操作。

第三节　足部按摩

一、足部按摩基本原理

足部按摩法是运用不同的手法，刺激人体双足的反射区，通过神经反射作用，来调节机体内环境的平衡，发挥机体各组织器官潜能，从而起到调节机体各组织器官的生理功能，加速血液循环，促进内分泌功能，加强机体的新陈代谢，达到治病和保健的目的。因此，足部按摩的功能作用概括起来有以下几个方面。

◎ 平衡阴阳，调整全身的生理功能

中医学认为，阴阳平衡是维持机体功能正常的先决条件，若阴阳失衡，就会引起机体功能紊乱而导致疾病的发生和发展。足部按摩具有一定的调整组织器官生理功能的作用。实验证明：快而重的按摩手法可使神经、肌肉引起兴奋，缓慢而轻的按摩可使神经、肌肉发生抑制。事实上，所谓调整脏腑组织器官的生理功能，就是中医所说的调理阴阳、气血功能，从而使整体恢复平衡。

◎ 促进血液循环

人体的双足具有丰富的毛细血管网、淋巴管网和神经末梢网，按摩足部，不仅可以促使皮肤表层的衰老细胞脱落，改善皮肤的呼吸，有利于腺体的分泌，而且可使一部分细胞内的蛋白分解产生组织胺和类组织胺的物质，这种物质能活跃皮肤的血管和神经，引起毛细血管扩张，血流加快，血流量增多，促进静脉和淋巴的回流，从而改善血液循环功能，这种改善，又能通过末梢神经传到中枢，反射性地调节全身循环功能，促进机体新陈代谢的旺盛，使激素分泌水平增高，体内所有组织器官的生理机能得到加强。

◎ 促进新陈代谢，增强抗病能力

按摩足部不同系统相应的反射区，可促使该系统生理机能改善，新陈代谢加强，如按摩足底排泄系统可使尿量增加，机体内大量新陈代谢产物——尿酸、尿素排出体外，从而减轻代谢产物在体内长期停留所带来的不良影响。按摩足部内分泌系统，可促使各种激素分泌，如甲状腺素、肾上腺素等，这些激素的分泌，反过来促进各组织器官的新陈代谢。这样，脏腑功能旺盛，气血生成充足，机体免疫功能提高，抗病能力增强。因此，足部按摩有保健作用。

◎ 调节机体自主神经功能，增强机体的应激力和耐受力

足部按摩对机体的自主神经有很大的调节作用。由于神经反射的作用，对反射区用不同的手法和不同强度的刺激，对自主神经系统引起的作用也不相同，对机体的内脏、血管、腺体等生理功能的影响也大不一样。如：血压是通过自主神经调节的，自主神经的相对平衡，可使血压维持在正常水平，如果机体内交感神经与副交感神经的平衡失调，就可

能出现高血压和低血压的症状。在足底某些反射区给予适当的刺激，即可调节自主神经，使其处于相对平衡状况，使血压恢复正常。

由于局部反射区受到机械刺激，通过神经体液调节，外周血液循环得到改善，加速了机体内新陈代谢产物的排出，提高机体各部位肌肉的张力和工作能力，降低其疲劳度，并使肌肉的代谢增强，从而提高人体的应激力和耐受力，恢复机体的疲劳。

◎ 检查反射区，诊断疾病

中医学认为，"有诸内者，必形诸外"。因此，可以利用足部按摩，通过足部异常组织变异及压痛点再结合反射区位置，进行综合判定，作出诊断。由于诊断的符合率较高，因此可以做到早期发现、早期预防、早期治疗。

二、足部按摩顺序、力度及按摩时间

◎ 按摩顺序

足部按摩应按科学合理的顺序进行，具体说，全足按摩，应先从左足开始，按摩 5 遍肾、输尿管、膀胱、尿道四个反射区，再按足底、足内侧、足外侧、足背等部位。

◎ 按摩力度

掌握按摩力度应注意两方面：一是力量大小，二是用力要均匀。就按摩力度的大小而言，以患者或者自身的感受为基本参照。力度过小没有效果，而力度过大则无法忍受，所以要适度、均匀。所谓适度，是指以按摩处有酸痛感，即"得气"为原则。而所谓均匀，是指按摩力量要渐渐渗入，缓缓抬起，并有一定的节奏，不可忽快忽慢、时轻时重。

◎ 按摩时间

每次按摩的时间应控制在 30 ～ 45 分钟内，每只脚的基本反射区，即肾、输尿管、膀胱及肾上腺等反射区按摩约 5 分钟；主要反射区按摩应在 5 ~ 10 分钟之内；相关反射区治疗约需 3 ~ 5 分钟。对重病患者，每次按摩时间可减为 10 ~ 20 分钟，重症急症患者，每天按摩 1 次，慢性病或康复期可隔日按摩一次或每周 2 次，7 ~ 10 次为 1 疗程。

三、足部按摩降压法

中医经络学指出，脚心是肾经涌泉穴的部位，手心是心包络经劳宫穴的部位，经常用手掌摩擦脚心，有健肾、理气、益智、交通心肾，使水火相济，心肾相交，防治失眠、多梦等功效。对高血压病也有很好的疗效。

在进行足部反射区按摩时，应遵循先左脚后右脚的顺序施治。

【反射区】

大脑、垂体、颈项、肾、肾上腺、输尿管、膀胱、肝、肺、腹腔神经丛、心、血压点反射区。（图 6-4）

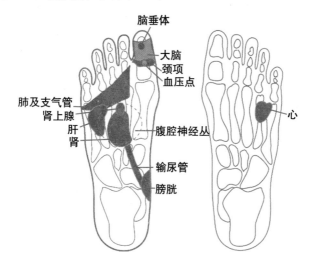

图 6-4　高血压足部按摩反射区

【按摩手法】

（1）单指握拳按揉肾上腺、肾、膀胱、肝、颈项、心、大脑反射区，各 3 ~ 5 分钟。

（2）单指握拳由下向上推压输尿管反射区，肺反射区由内向外推压，各3～5分钟，力度适中。

（3）点按血压点、脑垂体50次，力度以产生酸痛感为宜。

（4）刮压腹腔神经丛反射区，3～5分钟。

♥ 爱心小贴士

足部按摩时单指握拳法、揉法具体应如何操作？

◎ 单指握拳法

【操作手法】操作者一手持脚，另一手握拳，以食指第一、二指关节屈曲90°，其余四指握拳，以中指及拇指为基垫于食指之第一关节处固定。（图6-5）

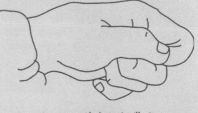

图6-5　单食指握拳法

【着力点】食指第一指尖关节。

【施力处】手腕、拳头。

【适用反射区】脑、额窦、眼、耳、斜方肌、肺、胃、十二指肠、胰腺、肝、胆囊、肾上腺、肾、输尿管、膀胱、腹腔神经丛、大肠、心、脾、生殖腺。

◎ 揉法

【操作手法】操作者拇指指腹前半部接触足反射区，从左向右做半圆形的压揉动作，其余四指合握足部一侧。（图6-6）

【着力点】拇指指腹前半部。

【施力处】拇指指腹，其余四指起固定作用。

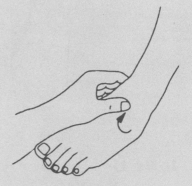

图6-6　揉法

【适用反应区】腹腔神经丛、肺、结肠等。

四、足部按摩的注意事项

◎ 足部按摩的正常反应

在进行足部按摩的时候，会出现一些意想不到的反应，其实这些反应大多都是正常反应，主要是因为足部按摩的双向调节作用，起到了相反的效果。其表现的主要反应有：

（1）口渴，饮水量明显比平时增多。

（2）睡眠增加，通过足疗机体的生理功能得到调节。

（3）排汗增加，较明显的是本来不出脚汗，通过足部按摩后却有脚汗排出或身体排出的汗有臭味。

（4）排尿增多，尿液的味道奇臭。

（5）排便增多，大便的次数增多，臭味增加，排气也增加，并且在治疗过程中就会产生想排气的感觉。

（6）足踝微肿，尤其有淋巴阻塞的患者更为明显。

（7）曲张的经脉突然肿得明显，这是血液循环良好、静脉血液增加的好现象，不要紧张，但应注意其发展情况。

◎ 按摩前注意事项

在进行足部反射区按摩时，应遵循先左脚后右脚的顺序施治。

（1）患者在进行治疗检查前，应先将脚洗好。如果脚部皮肤太厚，可以用50%的盐水泡脚20～30分钟，这样能够增强反射区的敏感度，有利于诊断和治疗。

（2）按摩者要经常修剪指甲，以免指甲过长在按摩时戳伤患者，并保持手的温度。

（3）保持室内通风，空气清爽；避免受风寒，热天风扇不可直接吹双脚。

（4）按摩不要在饭前20分钟或饮酒、洗澡、饭后1小时之内进行，避免对肠胃有不良影响。

（5）选好按摩的体位，舒适的体位可使患者心情和肢体都得以放松。

（6）如患者在按摩前精神紧张，身体疲劳或处于情绪激动中，应让患者稍事休息，待患者平静下来后再进行治疗。

（7）在足部反射区涂好按摩油，准备按摩。

◎ **按摩中注意事项**

（1）按摩者要经常观察患者的表情，保持适中的按摩力度。在刚开始阶段压力不能太大，时间要短，刺激量须轻微；之后逐渐加重手法。

（2）按摩力度适当、均匀，以有得气感、酸胀感为原则；以患者能承受为度，按摩力量要慢慢渗入，缓缓抬起，并有一定的节奏，不可以忽快忽慢，时轻时重。

（3）按摩者触到有病理小结或阳性体征时，不要流露到表情上，以免引起医源刺激，给患者造成心理压力。

（4）治疗时按摩者应避开骨关节突起部位，以免损伤骨膜。

（5）每次施治，首先依次对足底的肾上腺、肾、输尿管、膀胱等基本反射区进行按摩。这样可以使积存在体内的废物变成尿液排出体外。

◎ **按摩后注意事项**

（1）治疗后要在半小时内口服 300 ～ 500 毫升温开水。

（2）按摩后有人会出现低烧、发冷、全身不适、局部轻度肿胀、尿液颜色变深并有气味等状况，这种现象与毒素的排出有关，应引导其继续配合治疗。

（3）按摩者不能马上用凉水或酒精洗手，5 分钟后用温水洗手。

第四节　耳穴按摩

一、耳穴按摩法及耳穴分布规律

◎ 什么是耳穴按摩

　　耳穴按摩法是以药物、磁粒、王不留行籽等对耳郭穴位刺激，达到防病治病的一种方法。高血压病患者在服用降压药的同时，如配合耳压按摩法将会起到很好的降压效果。

◎ 耳穴分布规律

　　耳穴是指耳郭上一些特定的刺激点。适用于高血压病的耳穴，主要位于耳轮部的耳尖及耳背部的降压沟，还可取肾上腺、心、神门穴。

　　耳穴在耳郭的分布有一定规律，其分布仿佛一个倒置在子宫中的胎儿，头部朝下，臀部朝上。其分布的规律是：同面颊相应的穴位在耳垂；同上肢相应的穴位在耳舟；同躯干相应的穴位在耳轮体部；同下肢相应的穴位在对耳轮上、下脚；同腹腔相应的穴位在耳甲艇；同胸腔相应的穴位在耳甲腔；同消化道相应的穴位在耳轮脚周围等。

　　初次选取耳穴治疗时，医生常有"男左女右"的习惯。患者在应用时可以不拘于此，双侧轮流交替使用。

二、耳穴降压法

◎ 按摩法

　　以两手掌心依次按摩耳郭腹背两侧至耳郭充血发热为止，再以两手握空拳，以拇、食两指沿着外耳轮上下来回按摩到耳轮充血发热，然后用两手由轻到重提捏耳垂3～5分钟。然后用拇指和食指及中指分别按揉点压穴位与反应区。按揉时使之出现酸麻胀痛感。每晚睡前按压2～4次，每次1～2分钟。

◎ **压豆法**

又叫作压籽法、压丸法，指的是选用质硬而光滑的小粒药物种子或药丸等贴压耳穴的一种方法，是在耳针治病的基础上产生的一种简易的方法。该方法不仅能收到与埋针同样的疗效，而且安全、无痛、无创，且能起到持续刺激的作用。在耳朵的各个穴位上按一按，就可以达到降压效果，对于患者来说更容易接受，目前被广泛应用于临床。

（1）选材　压丸法所选材料就地取材，如王不留行籽、油菜籽、绿豆、小米、白芥子等。临床现多用王不留行籽，由于其表面光滑，大小和硬度适宜。应用前用沸水烫洗2分钟，晒干装瓶备用。

（2）选穴

主穴：降压点、神门、心、肝、交感、耳尖。

配穴：枕、额、肾、皮质下。（图6-7）

（3）操作　将王不留行籽贴附在0.6厘米×0.6厘米大小胶布中央，以镊子夹住贴敷在选用的耳穴上。每日自行按压3～5次，并且每次每穴按压30～60秒，3～7日更换1次，双耳交替。

（4）注意事项　使用此法时，应避免胶布潮湿或污染；耳郭局部有炎症、冻疮时不宜贴压；对胶布过敏者，可以缩短贴压时间并加压肾上腺、风溪穴；按压时，切勿揉搓，防止搓破皮肤，造成感染。

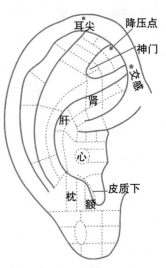

图6-7　高血压耳压穴位

第五节 刮 痧

一、刮痧降压原理

刮痧方法是从推拿、针灸、拔罐、放血等方法变化而来。它借助各种器具作用于人体的经络穴位等特定部位，进行刮、提、推、擦，这种良性刺激通过经络的传导作用，激发机体内部器官之间的相互协调，达到平稳阴阳，通畅气血，疏通经络，增强脏腑功能，扶正祛邪，治疗疾病，促使病体康复等目的。

刮痧方法的理论核心是中医的经络学说。现代医学理论把刮痧视为一种特殊的物理疗法，认为刮痧有三种作用，也就是机械刺激、电位形成和由于细胞损伤释放出生物活性物质的作用，刮拭部位的神经发出向心神经冲动，机体对这样的刺激作出局部的、节段的以及全身的应答反应，借助神经系统以及下丘脑－垂体－肾上腺系统增强机体内环境的适应性和防御机制，提高人的适应能力。刮拭使局部组织产生一系列化学物质，如组胺、5-羟色胺、前列腺素 E 等，导致一系列刺激反应，包括血管反应、细胞反应和免疫反应。总之，刮拭身体一定部位，可借助神经、体液的调节作用，改善机体内环境，以促进全身新陈代谢，使疾病趋于痊愈。

临床使用表明，刮痧对高血压病一、二期患者有良好的治疗效果，适用于高血压的调养，每日或隔日 1 次，5 次为 1 个疗程，间歇 3 日，再予刮痧，有明显的降压作用。

二、刮痧的手法

刮痧的手法有补法、泻法和平补平泻法。补泻作用取决于刮拭力量的轻重、速度的缓急、时间的长短、刮拭的方向等诸多因素。选择痧痕点个数少者为补法，选择痧痕点个数多者为泻法。刮拭的方向顺经脉运行方向者为补法，刮拭的方向逆经脉运行的方向者为泻法。刮痧后加温灸者为补法；刮痧后加拔罐者为泻法。

213 | 第六章 高血压的中医外治法调养

◎ 泻法

凡操作力量较大，刮治时间较长，操作速度较快，作用较深，局部皮肤充血紫点较重，对于皮肤、肌肉等组织有抑制作用的手法，叫作"泻法"。此手法适用于治疗中医辨证为肝阳上火、肝风内动以及痰浊中阻的高血压病患者。

◎ 补法

凡操作力量较轻，刮痧时间较短，操作速度较慢，作用较浅，局部皮肤充血紫点较轻，对皮肤、肌肉有兴奋作用的手法，叫作"补法"。此手法适用于治疗中医辨证为肝肾阴虚型及阴阳两虚型等高血压病患者。

◎ 平补平泻法

介于补法与泻法之间的一种刮痧手法。此手法适用于中医辨证为阴虚阳亢等虚实夹杂证的高血压病患者。

三、刮痧降压法

◎ 方法一

【刮痧部位】 风池、肩井、足三里、三阴交、太冲、印堂、百会。（图6-8）

【刮痧方法】 先在风池、肩井、督脉两侧的足太阳膀胱经，足三里和三阴交等各处均匀涂抹红花油。风池和肩井穴采用角刮法，督脉及其两侧足太阳膀胱经采用竖刮法，足三里和三阴穴交采用斜刮法，太冲穴采用拇指揉法以局部酸胀为度；印堂和百会穴采用小号三棱针进行点刺，出滴血为度；或者，在施术部位涂上刮痧介质后，然后施术者五指屈曲，用自己食指、中指的第二指节对准施术部位，把皮肤与肌肉揪起，然后瞬间用力向外滑动再松开，这样一揪一放，反复进行，并连续发出"巴巴"声响。在同一部位可连续操作6～7遍，这时被揪起部位的皮肤就会出现痧点。

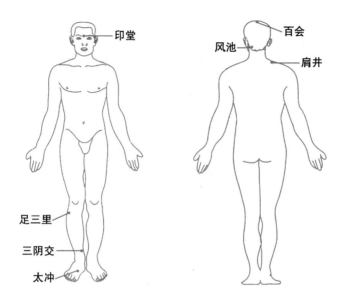

图 6-8 高血压刮痧穴位图

◎ 方法二

【刮痧部位】

刮拭经络：颈部与背部督脉、足太阳膀胱经。

刮拭腧穴：印堂、人迎、风池、曲泽、曲池、合谷、太冲、丰隆。
（图 6-9）

【刮痧方法】

（1）患者取端坐位，在施术部位抹上刮痧介质后，用泻法点状刮拭印堂、人迎、风池穴，以出痧为度。

（2）患者取坐位或俯卧位，在背部施术部位抹上刮痧介质后，用泻法线状刮拭颈部与背部的督脉（由上而下）、足太阳膀胱经（由下而上），以出痧为度。

（3）患者改为端坐位或仰卧位，在上肢和下肢的施术部位抹上刮痧介质后，用泻法点状刮拭曲泽、曲池、合谷、太冲、丰隆穴，以出痧为度。

　　每一部位施术时间约10分钟,7次为1个疗程, 通常每日治疗1次, 症状轻微者可隔日1次, 血压偏高、症状明显者可每日2次。血压趋正常后可停止施术, 以后偶尔出现血压升高时, 可以补法刮拭1 ~ 2次。

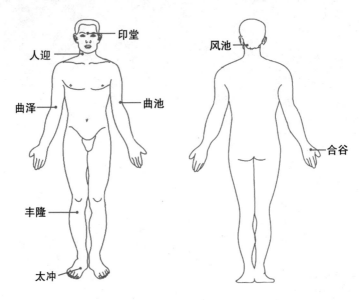

图 6-9　高血压刮痧穴位图

◎ 方法三

　　【刮痧部位】 百会、风池、肩井、太阳、印堂、内关、风市、足三里、三阴交、太冲。(图 6-10)

　　【刮痧方法】

　　(1)刮痧板与皮肤呈 90°, 手持刮痧板垂直往返刮拭百会穴, 从头前向头后刮 30 次, 至头皮发热为度。

　　(2)选择刮痧板的一角, 使刮痧板与皮肤呈 45°, 从后颈部风池分别向两侧肩峰刮至肩井穴, 以出痧为度。

　　(3)选择刮痧板的一角, 使刮痧板与皮肤呈 20° 倾斜按太阳、印堂、内关穴, 做柔和的旋转动作各 30 次。

（4）刮痧板下缘的1/3接触皮肤，向刮拭方向倾斜45°，刮拭腰背部督脉及脊柱两侧膀胱经，以出痧为度。

（5）手法如上，刮拭风市、足三里、三阴交穴，以出痧为度。

选择刮痧板的一角，使刮痧板与皮肤呈20°倾斜按太冲，做柔和的旋转动作30次。

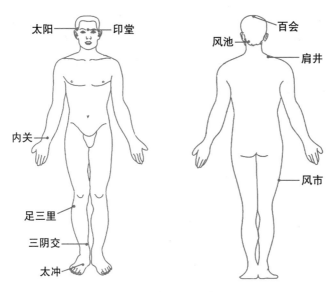

图6-10　高血压刮痧穴位图

四、保健刮痧法

在日常生活中，高血压病患者还可以采取保健刮痧的方法来改善患者自身的体质，提高机体的抗病能力，扶正祛邪，从而实现未病先防的目的。坚持定期刮拭机体相关的经脉和穴位才能发挥其保健作用，确实实现"防患于未然"的目的。坚持保健刮痧，病不易复发。因此，高血压病患者不妨一试。

◎ 刮拭全头

中医认为，头为诸阳之会，脑是元神之府，人体的所有阳经都达于头部。因此每天刮拭全头，可畅达全身的阳经，并能增强人体的抗病能力，减少疾病的发病率。刮拭头部，可调动全身之阳气，从而使全身之气血运行，促进全身新陈代谢。西医认为，刮拭头部，不仅可以直接刺激头部神经末梢，松解局部肌肉紧张，改善头部血液的微循环，还可以调整中枢神经系统的功能，实现防病治病的目的，适用于各型高血压病患者。

（1）**侧头部** 奇穴——双侧太阳穴、发际处。

（2）**头顶部** 督脉——百会穴，向四周放射状刮痧。

（3）**前后头部** 以百会穴为界，把头顶部分为前后两部分，先由顶至前额发际处，由左至右依次刮拭，再由顶至后颈发际处，由左至右依次刮拭。

◎ **刮拭四肢**

（1）**方法** 每日刮拭十二经脉自肘、膝部至指、趾尖部，直到潮红为止。

（2）**作用** 十二经脉有重要作用的五输穴、原穴以及络穴均在上肢肘部以下，下肢膝部以下的经脉上。经常刮拭这些经脉腧穴可以疏通经络、畅达气血，不仅对四肢关节病变有良好的治疗和预防作用，还对五脏六腑有直接的调控作用，对脏腑的各种慢性疾病都能够起到相应的治疗的作用。

◎ **刮拭耳、手、足部**

（1）**耳** 用刮痧板角部先刮耳窝，再刮耳轮和耳背。

（2）**手** 刮双手手背和手掌，由腕部刮至手尖。再用刮痧板边缘依次按揉或者全面刮拭第二掌骨桡侧缘。

（3）**足** 刮双足足背和足掌心，由踝部刮至足趾尖。

刮痧时有哪些注意事项?

（1）体位的选择　根据患者年龄、血压高低、病情轻重，选择卧位、坐位等不同体位，尽量暴露治疗部位，先用毛巾擦洗局部皮肤，或用75%酒精棉球擦拭消毒。同时应注意保暖，避免受凉感冒。

（2）刮痧刺激量　根据患者年龄、病情和部位来掌握刮痧刺激量。刮治力量应适中、均匀，由轻渐重。避免忽轻忽重，要以能够耐受为度。

（3）刮痧顺序　刮痧时需顺一个方向刮，不能来回刮。刮治时要使用腕力，过轻没有疗效，过重则损伤皮肤，故用力要均匀，轻重适中。以刮出红色微紫斑痕为度。头部腧穴刮拭宜轻、浅、快。

（4）刮痧禁忌　对于重症高血压病患者及合并心、脑、肾疾病的高血压病患者、极度疲劳或血压突然升高时忌用刮痧疗法。患者昏迷、意识不清或背部红肿，甚至有化脓或感染，形体消瘦者，不宜采用此法。

第六节　拔　罐

一、拔罐降压原理

拔罐是以罐为工具，利用煅烧、蒸汽、抽气等手段，使罐中形成负压，把罐吸附于需要拔罐的部位，产生温热、负压等刺激，造成局部充血、瘀血。操作简单，无明显不良反应和禁忌证。但若使用不当，较易造成皮肤烫伤或引起水疱、诱发感染等。

根据中医学理论，在人体一定部位拔罐可疏通经络，吸毒排脓，活血散瘀，并能通过经络的内外连通起到调节全身机能、平衡阴阳以及扶正祛邪的作用。现代研究证实，拔罐疗法具有机械刺激和温热效应等作用。在治疗时，罐内形成负压使局部毛细血管充血、扩张，甚至破裂。因为红细胞破裂，出现自体溶血现象，使表皮紫黑，随即产生一种类组胺物质，随体液周流全身，刺激各个器官，增强其功能活力，使机体的抵抗力提高。同时，机械刺激可通过皮肤感受器和血管感受器的反射途径传至中枢神经系统，调节其兴奋与抑制过程，使之趋于平衡，加强对身体各部分的调节和控制力，使人体免疫功能增强，促进疾病痊愈。对于高血压病患者来说，借助拔罐的疏通经络、调节内脏作用，可有效改善脾胃功能，纠正内分泌紊乱状态，实现降压效果。

拔罐法适用于各种证型的高血压病患者。

二、拔罐的操作方法

◎ 闪火法

用镊子夹住纸卷或乙醇棉球，点燃后均匀地在火罐内壁中段绕1～2圈，以减少罐内的氧气，然后迅速退出并及时将罐扣在需要拔罐的部位上，即可吸住。

◎ 抽气法

将抽气罐紧扣在需要拔罐的部位上，用抽气筒将罐内的空气抽出，使之产生所需要的负压，即可吸住。

◎ 水罐法

一般选用竹罐放在锅内加水或者药液中煮沸3～5分钟，用镊子将竹罐口朝下夹出，甩去罐内沸水，并用毛巾擦干罐口，趁热扣在需要拔罐的部位上，即可吸住。

◎ 走罐法

一般用于面积较大、肌肉丰厚的部位，如腰背部、大腿等处。需选用罐口平滑较厚实且口径较大的玻璃罐，先在罐口涂一些润滑油或在走罐时所经的皮肤上涂抹润滑油，将罐吸好后，用手握住罐底，稍倾斜，即推动方向的后边着力，前边略提起，慢慢向前推动，这样在皮肤表面左右或上下来回推拉移动数次，以皮肤潮红为度。

◎ 起罐法

一手扶住罐身，另一手的手指按压住罐口边的皮肤，将罐搬斜，使空气进入罐内，罐即自然脱落。

三、拔罐降压法

◎ 瘀血阻脉型患者降压法

【有效穴位】巨阙穴、膻中穴、心俞穴、膈俞穴。（图6-11）

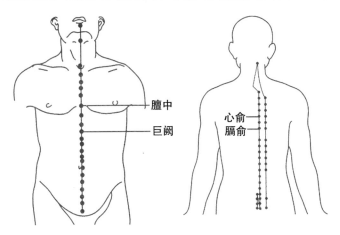

膻中
巨阙

心俞
膈俞

图6-11　瘀血阻脉型患者拔罐降压穴位

【操作方法】高血压病患者取仰卧位，选择适宜口径的陶罐，用闪火法在巨阙穴、膻中穴拔罐10分钟；再让高血压病患者取俯卧位，用闪火法在双侧心俞穴、双侧膈俞穴拔10分钟。隔天拔罐1次，10次为1个疗程。具有通络止痛、活血化瘀的功效。

◎ 阴阳两虚型患者降压法

【有效穴位】心俞穴、肝俞穴、肾俞穴、气海俞、足三里穴、三阴

交穴。（图 6-12）

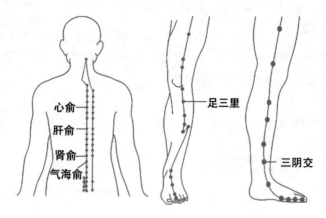

心俞
肝俞
肾俞
气海俞

足三里

三阴交

图 6-12　阴阳两虚型患者拔罐降压穴位

【操作方法】　高血压病患者取侧卧位，先用三棱针点刺同一侧的心俞穴、肝俞穴、肾俞穴、气海俞和足三里穴，然后取口径适宜的玻璃罐，用闪火法拔点刺穴 5 分钟；再让高血压病患者取仰卧位，用闪火法在同一侧的三阴交穴拔罐。第二天采用同一方法拔身体另一侧的穴位，两侧穴位交替进行。具有温补肾阳、滋养肾阴的功效。

◎ 痰浊中阻型患者降压法

【有效穴位】　丰隆穴、中脘穴、风池穴。（图 6-13）

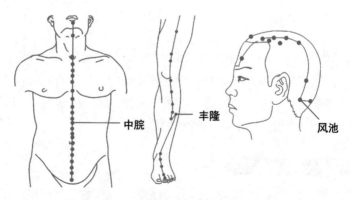

中脘

丰隆

风池

图 6-13　痰浊中阻型患者拔罐降压穴位

【操作方法】高血压病患者取仰卧位，选择适宜口径的玻璃罐，用闪火法在丰隆穴和中脘穴拔10分钟；再让高血压病患者取俯卧位，用闪火法在双侧的风池穴拔罐10分钟。每天拔罐1次，拔5次为1疗程。具有祛痰化浊、平肝降逆的功效。

◎ 肾阳不足型患者降压法

【有效穴位】关元穴、气海穴、肾俞穴、命门穴（图6-14）

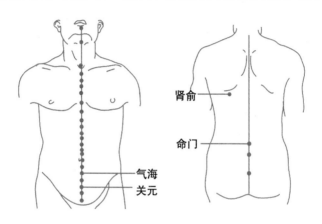

肾俞

命门

气海
关元

图6-14　肾阳不足型患者拔罐降压穴位

【操作方法】高血压病患者取仰卧位，用口径适合的陶罐，采用闪火法在关元穴、气海穴拔10分钟；高血压病患者再取俯卧位，采用闪火法在双侧肾俞穴和双侧命门穴拔罐，隔天1次。具有温补肾阳的功效。

❤ 爱心小贴士

拔罐时有哪些注意事项？

（1）拔罐时由于要暴露体表皮肤，所以须注意保暖，防止受凉。

（2）有出血倾向者，或患出血性疾病者，禁忌拔罐；身体状态不佳，比如过度疲劳、过饥、过饱以及过渴等，不宜拔罐。

（3）初次拔罐及体弱、易紧张以及年老等易发生意外反应的患者，宜选小罐具，且拔的罐数要少，宜用卧位。随时注意观察患者的面色及表情，以便及时发现和处理意外情况。若患者有晕罐征兆，如头晕、恶心、面色苍白、呼吸急促、四肢厥冷、脉细数等症状时，应及时取下罐具，让患者平卧，取头低脚高体位。轻者喝些开水，静卧片刻即可恢复。重者可针刺百会及人中等穴位以醒脑开窍。

（4）拔罐时选择肌肉丰满、皮下组织丰富及毛发比较少的部位为宜。皮薄肉浅、五官七窍等处不宜拔罐。前一次拔罐部位的罐斑没有消退之前，不宜再在原处拔罐。

（5）拔罐动作要稳、准、快，可视病情轻重及患者体质的不同情况灵活掌握吸拔力的大小。通常来说，罐内温度高时扣罐、扣罐速度快、罐具深而大，吸拔力则大，反之则小。如果吸拔力不足则要重新拔，吸拔力过大可按起罐法稍微放进一些空气。

（6）拔罐部位肌肉厚，如大腿部、臀部，拔罐时间可略长；拔罐部位肌肉稍薄，如头部、胸部，拔罐时间宜短。气候寒冷，拔罐时间可以适当延长；天热时则相应缩短。

（7）拔罐时，患者不要移动体位，防止罐具脱落；拔罐数目多时，罐具间的距离不宜太近，防止罐具牵拉皮肤产生疼痛或因罐具间互相挤压而脱落。

（8）拔罐后如果出现小水疱，可不做处理，注意防止擦破，任其自然吸收；也可涂少许龙胆紫，或用酒精消毒之后，覆盖消毒干敷料。

第七节　艾　灸

一、艾灸方法简介

艾灸是利用艾绒或其他药物放置在体表的穴位上烧灼、温熨，借助灸火的热力以及药物的作用，通过经络、腧穴的作用，起到温通血脉、扶正祛邪的作用，以达到防病治病、保健强身目的的一种中医外治方法。

艾灸方法的施灸材料主要是艾叶制成的艾绒。艾绒易于燃烧、气味芳香，而且燃烧时热力温和，能穿透皮肤，直达深部。

二、常用的灸法

◎ **艾炷灸**

艾炷灸又分为直接灸和间接灸两种。

（1）**直接灸**　就是把艾炷直接放在施灸部位点火。

（2）**间接灸**　就是根据不同病情在艾炷与皮肤间放上姜、蒜、葱、盐、附子饼、胡椒等中介物质，使其产生不同效果的灸疗方法。例如，隔着盐灸，叫"隔盐灸"；隔着姜灸，叫"隔姜灸"。

◎ **艾条灸**

本法是利用艾条点燃后，熏烤腧穴或患处，通过温和热力来刺激皮肤，以达到治疗目的的一种治疗方法。艾条灸的具体操作方法分为温和灸与雀啄灸两种。

（1）**温和灸**　将艾条的一端点燃，对准施灸部位，距皮肤 0.5 ～ 1.0 寸进行熏灸，使患者局部有温热感而无灼痛，一般每穴灸 3 ～ 5 分钟，至皮肤稍红呈红晕为度。

（2）**雀啄灸**　艾条燃着一端，与施灸部位并不固定距离，而是像鸟雀啄食一样，一上一下活动地施灸。

三、常用的降压艾灸法

在临床实践中，人们发现下列 3 种艾灸治疗方法的降压效果非常好，且方法简单。

◎ **艾条温和灸**

取足三里、曲池穴（图 6-15），每穴灸 10 ～ 15 分钟。每周灸 1 ～ 2 次，10 次为 1 个疗程，疗程之间间隔 1 ～ 2 个月，可以使血压平稳降低。

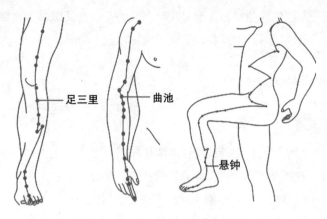

足三里   曲池   悬钟

图 6-15 艾灸法降压穴位

◎ 艾炷瘢痕灸

　　取足三里、悬钟穴（图6-15），用中等艾炷，直接放在穴位上施灸，每穴2壮或3壮，灸后形成灸疮，产生无菌性化脓刺激，1个月左右灸疮结痂脱落形成瘢痕，因此，叫艾炷瘢痕灸。用这种方法，不仅具有明显的降血压作用，而且还可以改善血液黏稠度及扩张小血管。

◎ 艾炷隔姜灸

　　取双侧足三里、曲池穴（图6-15），每穴每次灸5～7壮，艾炷如黄豆或枣核大，每天或隔天灸1次，5～7次为1个疗程，疗程间休息3～5天。

♥ 爱心小贴士

艾灸时有哪些注意事项？

　　（1）室内空气要清新，温度要适中；要避免吹风，以防受寒。

　　（2）灸疗时，当以皮肤红润有温热或微有灼热感为度，避免因离皮肤太近、时间过长而引起烫伤。

　　（3）艾灸时要选择易于操作和坚持的姿势，心情要放松，不要随意移动身体，以免烫伤。对于一些皮肤感觉迟钝的老年高血压病患者，在用艾灸治疗过程中要不时用手指置于施灸部位，以测知患者局部的受热程度，便于随时调节施灸的距离，以避免烫伤皮肤。

（4）万一操作不当出现小水泡，只要注意不擦破，让其自然吸收即可。如果水泡较大，可用消毒的针刺破，放出水液，常规消毒后，用无菌纱布包扎，待其自然恢复，或请医生处理。如使用化脓灸者，在灸疮化脓期间，要注意适当休息，加强营养，保持局部清洁，并可用敷料保护灸疮，以防污染，待其自然愈合。如处理不当，灸疮脓液呈黄绿色或有渗血现象者，可用消炎药膏涂敷，或请医生处理。

（5）艾灸操作的顺序是：先背部后腹部，先上部后下部，先头部后四肢，不可违反。

（6）晕灸的防治：晕灸者极为少见，但是若出现头晕、眼花、恶心、面色苍白、血压下降、心慌出汗，甚至晕倒等状况，不必惊慌，可让患者平卧，马上灸足三里5～10分钟，即可缓解。

（7）艾炷、艾条用完后一定要完全熄灭，确保不复燃。艾极易复燃，应熄灭后单独放置于密闭的玻璃瓶内，一定要注意防火安全。

（8）春交夏时、夏交秋时，最适宜灸。此时经脉开阖，气血流转，适时以艾灸火热之力助阴阳互生，令气血旺盛，治病防病都能够事半功倍。

（9）禁忌施灸的情况　①如患者有饥饿、过饱、醉酒、疲劳、情绪不佳、虚弱等情况，应停止施术，以防晕灸。②面部穴位慎用灸法，以防过热起水泡，影响面容。③心脏、大血管及黏膜部位附近，少灸或不灸。④孕妇的腹部及腰骶部不宜灸。⑤若有出血倾向，或患有恶性肿瘤、活动性肺结核者，不宜艾灸。⑥局部有严重水肿者，也不宜施灸。

第八节　敷　贴

一、敷贴降压原理

敷贴是常用的中医外治方法之一，它是以中医基本理论为指导，应用中草药及其制剂敷贴在身体特定部位如穴位、手心、足心以及肚脐等，通过局部皮肤对药物的吸收，发挥药物的治疗作用或通过药物对穴位、经络的刺激作用来达到治疗各种全身性疾病的一种方法。贴敷法疗效确切，经济方便，避免了药物内服的禁忌、副作用等不足，特别适用于儿童、妇女、老人等畏针忌药者，是一种安全有效、方法简便的自然疗法。

敷贴疗法主要是通过局部穴位的刺激作用和外敷药通过肌肤毛孔吸收，发挥疏通经络、调和气血、调整脏腑作用，达到调养高血压病的目的。

敷贴疗法能调整脏腑功能，调和阴阳气血，可收到平肝息风、镇静安神、活血止痛、滋补肝肾、明目降压等治疗效果，不仅能改善高血压病患者头晕头痛、急躁失眠等自觉症状，还能稳定和降低血压。

外敷药物对穴位的刺激，可改善局部血液循环，通过经络的传导作用以补虚泻实，促进阴阳平衡，增强机体抗病能力，也有助于降低血压和改善高血压病患者的自觉症状。

二、穴位敷贴降压方

穴位敷贴对病程比较短的早中期高血压患者疗效好，对严重的高血压病也能起到缓解症状的作用。其方法简便，疗效可靠，为体弱多病，不宜多服降压药或久服不能耐受者的可试之法。不过，穴位贴药主要适用于原发高血压病，对其他原因造成的高血压效果不佳。另外，在接受治疗期间，应避免精神刺激和情绪波动，多吃蔬菜及水果，提倡低盐、低脂肪饮食，戒烟酒与其他刺激性食物，同时力求劳逸结合，保持足够的睡眠，并适当参加力所能及的体育活动。若血压较高，还可同时配合其他疗法，以提高疗效。

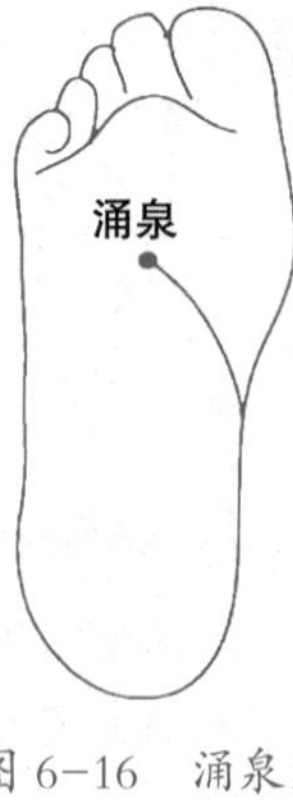

涌泉

图 6-16　涌泉穴

◎ 方一

【取穴】 涌泉（图 6-16）

【药物配方】 桃仁、杏仁各 12 克，栀子 3 克，胡椒 7 粒，糯米 14 粒。

【具体方法】 将上述药物捣烂，加 1 个鸡蛋清，调成糊状，分 3 次用。每晚睡前敷贴在涌泉穴，早上除去，每天1次，每次敷一只脚，两脚交替敷贴，6次为1个疗程。

【功效】降压泻火。

◎ 方二

【取穴】心俞、肝俞、肾俞、关元。（图6-17）

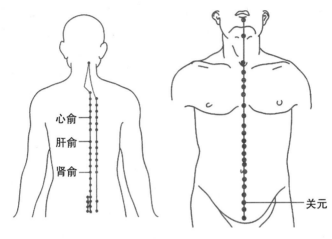

图6-17　心俞、肝俞、肾俞、关元穴

【药物配方】白花蛇3条，蜈蚣9条，土鳖虫6只，地龙9克，蝉蜕15克，葛根15克，延胡索6克，三七3克。

【具体方法】将上述药物研成细末。取麝香1克，姜酊适量。再将药粉用姜酊拌成膏，做成饼，直径约2厘米，厚约5毫米，药物中心放入少量麝香末，放在有纱布的塑料纸上。再将两侧心俞、肝俞、肾俞、关元用医用酒精棉球擦净，以便药力局部渗透和固定。然后将药饼分别敷在上述穴位上，用胶布固定。通常1～2天敷贴1次,10次为1个疗程。

【功效】疏散内热，明目降压。

◎ 方三

【取穴】曲池、足三里、穴海。

【药物配方】牡丹、香油、桐油、丹参各1000克。

【制作方法】 取牡丹茎叶，干燥，用香油、桐油浸泡 2 ~ 7 天，煮沸 1 个小时，待药液泡沫散去，牡丹茎叶焦枯时，滤去药渣，继续加温至药液沸腾，加入丹参细末，小火加热，不断搅拌。30 分钟后药液变为黑色时，取 1 滴滴入冷水里，成滴不散，即可停止加温，待稍冷却后涂在硬纸上，呈圆形，直径约 5 厘米，如硬币厚，即成牡丹膏药。

【具体方法】 用时，以微温烘烤软膏药，贴一侧曲池、足三里、血海穴。每 3 天换贴另一侧，连续贴 7 次。以后每月加强贴 2 次，两次间休息 5 天，坚持一年，可降血压。

【功效】 活血化瘀、清热降压。

◎ 方四

【取穴】 神阙。

【药物配方】 胆汁制吴茱萸 500 克，龙胆草醇提取物 6 克，硫黄 50克，醋制白矾 100 克，朱砂 50 克，环戊噻嗪 175 毫克。

【具体方法】 将上述药物混合研成细粉。用温水将脐部擦洗干净，每次用药粉 200 毫克倒入脐窝中，敷盖棉球，外用纱布固定，每周更换1 次，4 周为 1 个疗程。

【功效】 降压、安神。

◎ 方五

【取穴】 神阙。

【药物配方】 吴茱萸 30 克，川芎 30 克，白芷 30 克。

【具体方法】 将上述药物混合研成细末，制成球状药丸，填入肚脐，外以纱布盖住，用胶布固定。每天换药 1 次，10 天为 1 个疗程。

【功效】 活血降压。

◎ 方六

【取穴】 涌泉。

【药物配方】 五倍子、米醋各适量。

【具体方法】 将五倍子粉碎后研成细末，用适量米醋调成糊状，每晚睡前敷贴于双足底的涌泉穴上，盖上纱布，取胶布固定，第2天清晨起床后除去。

【功效】 降压、降火。

◎ 方七

【取穴】 涌泉。

【药物配方】 生地黄、盐附子各30克，蛋清1个。

【具体方法】 将生地黄和盐附子各30克捣烂混匀，用蛋清调成糊状，在每晚临睡前敷贴于双足底的涌泉穴，取纱布包扎，用胶布固定，第2天早晨去掉。

【功效】 清热降压。

◎ 方八

【取穴】 涌泉。

【药物配方】 天南星3克，附子2克，米醋适量。

【具体方法】 将3克天南星和2克附子一同研成细末，混合均匀，用适量的米醋调成糊状，敷于两足底的涌泉穴，取纱布包扎，用胶布固定，在每晚临睡前敷贴，第2天早晨去掉。

【功效】 止痛降压、祛风散寒。

◎ 方九

【取穴】 涌泉。

【药物配方】 吴茱萸30克。

【具体方法】 取吴茱萸30克研成细末，用米醋调敷于双侧脚心涌泉穴，可引热下行，具有很好的降压作用。

【功效】 降压泻火。

◎ 方十

【取穴】 涌泉。

【药物配方】 龙胆草 3 克。

【具体方法】 将龙胆草 3 克，研为细末，用绿茶汁适量调和，敷于涌泉穴（双侧），每日 1 次。

【功效】 平肝降压。

◎ 方十一

【取穴】 涌泉。

【药物配方】 莲心 3 克，冰片 2 克。

【具体方法】 先将莲心 3 克，冰片 2 克，共研为细末，用米醋适量调成糊状，贴敷于双足涌泉穴，用纱布包扎，胶布固定，早上除去，连用 10 日为 1 个疗程。

【功效】 清火降压。

♥ 爱心小贴士

敷贴时有哪些注意事项？

贴敷法简、便、廉、验，但如果辨证、选穴、药物选择运用不当，也会影响疗效，甚至带来不良后果，所以也须注意一些细节问题。

（1）所贴部位，要严格消毒。注意药膏的软硬度或贴敷物凉热。

（2）五官部位、肌腱和大血管处应慎敷或禁敷。敷药部位的皮肤有破损者不宜采用敷贴法。妇女妊娠期间腰骶部、少腹部及一些可引起子宫收缩的穴位禁用。

（3）过敏体质或者有皮肤过敏史的患者应慎用贴敷法，如果选择运用，须严密观察，如果有过敏迹象，要立即停用。

（4）有出血性疾病的患者，如果使用三棱、莪术、桃仁以及红花等破血逐瘀药时，应密切观察全身有无出血倾向。

（5）有毒药物用量不宜过大，敷药时间不宜过长，并且应有间隔，以防产生毒副作用，对久病体弱及有严重心脏病、肝脏病以及肾脏病等患者尤应注意这一点。严禁毒药入口。

（6）凡用水、酒以及鲜药汁调敷药物时，需随调随用。使用大蒜、白芥子以及斑蝥等发泡剂时，可以适量用蜂蜜调敷，以缓和对局部皮肤的强烈刺激。

（7）在应用穴位敷药时，敷贴时间不宜过久，敷贴面积不宜过大，选取的穴位不宜过多，每个穴位的用药量宜少，避免一个穴位重复敷10次以上。应间断用药，并且疗程不宜过长，贴敷不宜过久。

（8）穴敷后通常不宜参加重体力劳动和游泳等体育活动，饮食避免生冷、辛辣刺激性食物等。

第九节　药　枕

一、药枕降压原理

药枕的降压作用，主要通过以下途径而收效：一是通过鼻腔闻到中药特有的芳香气味，达到"闻香治病"的作用；二是中药有效成分通过头项部的有关穴位，经皮肤毛孔进入人体经脉，起到疏通气血、调节体内气机平稳的作用；三是睡眠时头颈部的体温，促使枕内药物成分以微粒子的形式缓慢释放出来，通过呼吸进入体内，从而起到缓慢而持久的降压和稳压的效果。

临床观察证实，患者使用降压药枕3～6个月以后，降压有效率可达80%以上。同时，药枕对高血压引起的头痛、头晕、耳鸣、失眠、健忘、胸闷等症状有明显的改善作用，对脑卒中后遗症、神经衰弱、偏头痛、鼻炎等也有良好疗效。

具体说来，药枕有如下降压作用。

◎ 调节血管神经作用

颈项及后头部分布有十分丰富的血管和神经，如颈外动脉、颈内动脉、椎动脉及相对应的各种静脉及其分支，主要神经也有十余支。药枕疗法可借助机械刺激的治疗作用及药物的功效，激动颈部的皮肤感受器、血管或者神经干，调整其抑制和兴奋过程，调节血管及神经的功能，改善局部和全身的微循环，加快血流，松弛血管及肌肉，保持人体内环境的相对稳定，治疗高血压病等疾病。

◎ 经络调节作用

颈项部是药枕的主要施治部位，几乎所有的经络均直接或者间接地与颈项发生关系，有数十个重要的腧穴于颈项部分布，形成了一个相对独立的人体全息胚。药枕疗法可以借助机械刺激、药物刺激而激发颈项部的经络之气，促进感传而使经络疏通、气血流畅、阴阳平衡，实现降低血压的作用。

◎ 心理调节作用

药枕疗法可以使就寝的枕具、气味等局部小环境发生一些改变，从而使患者的身心状态发生改变，对于高血压病患者起到良好的心理调节作用。

二、药枕降压验方

◎ 白芷芎丹菊花枕

【原料组成】 白菊花 800 克，白芷、牡丹皮各 150 克，川芎 300 克。

【制备方法】 先将白芷、牡丹皮、川芎分别晒干，研为粗末，再与晒干的白菊花混匀后，用纱布包裹缝好，装入枕芯，制成药枕。

【功效】 平肝降压，清热明目，活血止痛。

◎ 薄荷降压枕

【原料组成】 薄荷 60 克，菊花 120 克，桑叶 100 克，苦丁茶 40 克，青木香 30 克，川芎 250 克，蚕砂 20 克，生石膏、紫草各 60 克，牡丹皮 150 克，草决明 180 克，桑枝 80 克，夏枯草 40 克。

【制备方法】 将上述中药洗净，晒干，加工成粉末，制成药枕。

【功效】 平肝潜阳，疏风活血。

◎ 茶叶枕

【原料组成】 浸泡过的茶叶渣（以苦丁茶、绿茶的茶叶渣为佳）2000 克。

【制备方法】 将浸泡过的茶叶渣，收集后随即晒干或烘干，装入枕芯，制成药枕。

【功效】 清热泻火，平肝降压。

◎ 茺蔚桑叶枕

【原料组成】 茺蔚子 500 克，桑树皮 500 克，冬桑叶 500 克。

【制备方法】 先将冬桑叶、桑树皮分别晒干，研为粗末，再与晒干的茺蔚子一起混匀后，用纱布包裹缝好，装入枕芯，制成药枕。

【功效】 平肝泻火，明目降压。

◎ 钩藤决明荞麦枕

【原料组成】 钩藤 300 克，决明子 500 克，荞麦皮 800 克。

【制备方法】 先将钩藤晒干研为粗末，再与晒干的决明子、荞麦皮混匀后，用纱布包裹缝好，装入枕芯，制成药枕。

【功效】 清热泻火，平肝降压。

◎ 荷叶菖蒲枕

【原料组成】 荷叶 1200 克，石菖蒲 600 克。

【制备方法】 将荷叶、石菖蒲切碎，研成粗末，晒干或者烘干，装入枕芯，制成药枕。

【功效】 化痰降浊，清暑降压。

◎ 黑豆磁石枕

【原料组成】 生磁石 1000 克，黑豆 1000 克。

【制备方法】 将生磁石打碎至高粱米粒大小，同黑豆混合拌匀，装入枕芯，制成药枕。

【功效】 养阴降压，滋补肝肾。

◎ 桑菊枕

【原料组成】 杭菊花、野菊花、冬桑叶、辛夷各450克，红花100克，薄荷200克。

【制备方法】 先将上述药物除薄荷外晒干，粉碎后另拌冰片50克，装入枕头内使用。

【功效】 活血化瘀，疏风醒脑。

◎ 化痰活血定眩枕

【原料组成】 郁金200克，石菖蒲200克，陈皮300克，白芥子800克，皂角100克，大茴香50克，冰片30克。

【制备方法】 将上述中药晒干或烘干，研成细末，装入枕芯，制成药枕。

【功效】 化痰降浊，定眩降压。

◎ 菊丹枕

【原料组成】 白菊花800克，牡丹皮200克，川芎400克，白芷200克，蚕砂200克。

【制备方法】 先将上述中药研为细末，再装入枕芯内，制成药枕。

【功效】 清肝明目，益智安神。

◎ 菊花钩桑枕

【原料组成】 菊花200克，钩藤120克，夏枯草80克，桑寄生60克，罗布麻叶100克，生槐花80克，灯心草30克，绿豆衣300克，薄荷60克，龙脑20克。

【制备方法】 将上述中药晒干或烘干，一起研成粗末，装入枕芯，制成药枕。

【功效】 凉血平肝，开窍醒脑。

◎ 决明子枕

【原料组成】 决明子 3000 克。

【制备方法】 将决明子先用冷水淘洗一遍，晒干或烘干，装入枕芯，制成药枕。

【功效】 平肝降火，明目降压。

◎ 绿豆枕

【原料组成】 生绿豆 2000 克。

【制备方法】 将生绿豆拣去杂质，扬去灰尘，装入枕芯，制成药枕。

【功效】 清凉降压。

◎ 罗布麻叶枕

【原料组成】 罗布麻叶 1600 克，冰片 20 克。

【制备方法】 先将罗布麻叶晒干或烘干，加入研成粉末状的冰片后拌匀，装入枕芯，制成药枕。

【功效】 平肝降压。

◎ 明矾竹茹枕

【原料组成】 竹茹 1000 克，明矾 1000 克。

【制备方法】 将竹茹捣烂成绒，同打碎的明矾拌和均匀，装入枕芯，制成药枕。

【功效】 和胃降压，祛痰化浊。

◎ 桑叶地黄枕

【原料组成】 桑叶 600 克，干地黄 500 克，牡丹皮 100 克，巴戟天

400 克。

【制备方法】 将上述各药洗净晒干或烘干，一起研为粗末，制成药枕。

【功效】 滋阴补阳，疏风活血。

◎ 双叶菊花枕

【原料组成】 淡竹叶 50 克，冬桑叶 120 克，野菊花 150 克，生石膏 120 克，白芍 150 克，川芎 400 克，蔓荆子 40 克，磁石 100 克，青木香 30 克，晚蚕砂 20 克。

【制备方法】 将上述中药晒干，粉碎成粉末，装入棉布枕中，制成药枕。

【功效】 平肝凉血，疏肝活血。

◎ 水牛角枕

【原料组成】 水牛角 250 克，灯心草 950 克。

【制备方法】 将水牛角锉成薄片，制成细粉，拌和于灯心草中，装入枕芯，制成药枕。

【功效】 清热凉血，平肝降压。

◎ 天麻钩藤枕

【原料组成】 天麻 200 克，钩藤 1500 克，罗布麻叶 300 克。

【制备方法】 将上述药晒干或烘干，一起研成粗末，装入枕芯，制成药枕。

【功效】 平肝息火，清肝降压。

◎ 天麻钩芍二叶枕

【原料组成】 天麻 60 克，钩藤、白芍各 250 克，罗布麻叶 200 克，桑叶 240 克。

【制备方法】 将天麻、钩藤、白芍、罗布麻叶、桑叶分别晒干，研为粗末，混匀后用纱布包裹缝好，做成薄型药枕，置于普通枕头的上面。

【功效】 平肝降压，活血通络，息风化痰。

◎ 蚕砂枕

【原料组成】 蚕砂 2000 克。

【制备方法】 夏季收集家蚕幼虫的新鲜粪便，当即晒干或者烘干，除去杂质，装入枕芯，制成药枕。

【功效】 祛痰降压，化浊除湿。

◎ 夏枯草荷叶枕

【原料组成】 夏枯草 1000 克，荷叶 600 克。

【制备方法】 将上述两药晒干或者烘干，装入枕芯，制成药枕。

【功效】 平肝泻火，清凉降压。

◎ 野菊花荞麦枕

【原料组成】 野菊花 500 克，荞麦皮 1000 克。

【制备方法】 先将野菊花、荞麦皮分别晒干，混匀后用纱布包裹缝好，装入枕芯，制成药枕。

【功效】 平肝泻火，明目降压。

◎ 珍珠母枕

【原料组成】 生珍珠母 2500 克。

【制备方法】 将生珍珠母洗净，晒干或者烘干，打碎，研成细粉，装入枕芯，制成药枕。

【功效】 清肝降压，平肝潜阳。

♥ 爱心小贴士

使用药枕时有哪些注意事项？

（1）药枕只适宜于病情较轻的高血压病患者，对重症的高血压病患者来说，药枕只能作为辅助治疗手段。如果出现疾病加重，应及时去医院就诊，以免延误病情。

（2）高血压病患者应根据自己的证型，在医生的指导下，选择适合自己的药枕。

（3）药枕每天使用时间不少于6小时。每日晨起后应把药枕套上塑料袋，以防药味走散。保护得好一般可使用1～3年。凡见香气走散，有形无气者，应及时更换药物。冬季使用，可在枕下放一暖袋（热水袋等），以助药气。药枕一般无使用禁忌，无严重的毒副作用，如果发现有过敏症状时应停止使用。

（4）使用药枕后出现头痛头晕、恶心呕吐等症状者，可减少枕用时间或减少药枕内的药物用量。

（5）在每次使用药枕之前，最好能喝一些温开水，同时白天适当增加饮水量。

（6）冬天使用，可在枕下放一个热水袋，以助药气。

第十节 足 浴

足浴又称泡脚，起源于远古时代，是药浴的组成部分，属中医外治法。足浴是根据中医辨证施治的原理，通过水的温热作用，借助药物蒸气和药液熏洗，刺激足部各穴位，促进气血运行、畅通经络，起到疏通腠理、散风降温、透达筋骨、理气活血、增强心脑血管机能、改善睡眠、消除疲劳、消除亚健康状态、增强人体抵抗力的作用，进而达到防病及自我保健的作用。

足浴法是辅助治疗一、二期高血压病的简便方法。

中药泡足时，药液温度保持在40℃左右，太高或太低都不好，患者正坐，赤足在热药液中浸泡，水量应没过脚踝。用双足拇指相互摩擦，按压足部，也可同时用摩擦双足的涌泉穴等穴位，每日浸泡洗足 2 次，每次 30 分钟左右。连续治疗 1 周，便能收效。

一、足浴降压原理

◎ 温热刺激

温热刺激可以使足部皮肤快速预热，皮肤温度增高，血管扩张，血液循环加快，有利于消除疲劳、促进睡眠，对正常人的保健养生和患病机体的治疗康复都有良好的促进作用。适当的温热刺激还可以促进人体全身新陈代谢。

◎ 药透作用

使用足浴，应该根据个人的保健和治疗的需要选择不同的中药配方。药液的有效成分可通过皮肤吸收，进入血液循环，从而起到药物对机体的相关治疗作用。

◎ 归经施治

中医经络学说认为，足部有 60 多个穴位，分别隶属于足部的三阴经和三阳经，并与相对应的脏腑相连属。因此，足浴对经络的刺激以及药物对机体的作用能纠正脏腑功能的紊乱，达到归经治疗疾病的目的。

二、足浴降压验方

◎ 白矾液

【药物组成】 白矾 100 克。

【用法】 将白矾研为细末，置于沸水中溶化，候温足浴，每次 30 ～ 60 分钟，每日 3 次（使用时须再加温），每日 1 剂。

【功效】 清热化痰。

◎ 半夏三皮方

【药物组成】 法半夏 30 克，陈皮 30 克，大腹皮 30 克，茯苓皮 30 克。

【用法】 将上述诸药择净，放入药罐中，清水浸泡 20 分钟，加入水 1500 毫升煎汤，煮沸 20 分钟后去渣取汁，倒入足浴盆中加入适量开水，待温度适宜后洗泡双足。每次 30 分钟，每日 2 次，每日 1 剂，连续 3～5 日为 1 个疗程。

【功效】 燥湿祛痰，利湿降压。

◎ 半夏生白术液

【药物组成】 半夏 20 克，生白术 20 克，竹茹 20 克，石菖蒲 20 克。

【用法】 加水 2000 毫升煎煮取药液，等温度适宜后足浴，每次 30～60 分钟，每日 3 次，每日 1 剂。

【功效】 健脾祛湿，清热化痰。

◎ 臭梧桐侧柏叶方

【药物组成】 臭梧桐 300 克，侧柏叶 100 克，桑叶 60 克。

【用法】 将以上 3 味药放入锅中，加水适量，煎煮 30 分钟后去渣取汁，与开水同入足浴桶中，先熏蒸后足浴，并配合足底按摩，每天 1 次，每次 30～40 分钟。20 天为 1 个疗程。

【功效】 清热泻肝，清火降压。

◎ 磁石降压方

【药物组成】 磁石 5 克，石决明 5 克，党参 5 克，黄芪 5 克，当归 5 克，桑枝 5 克，枳壳 5 克，乌药 5 克，蔓荆子 5 克，白蒺藜 5 克，白芍 5 克，炒杜仲 5 克，牛膝 5 克，独活 18 克。

【用法】 将上药入锅中，加水适量，先浸泡 10 分钟，再煎煮 30 分钟，去渣取汁，倒入盆中，先熏蒸，待药温降至 40℃左右时，再浸泡双脚 30 分钟，每天 1 次，血压正常后停用。

【功效】 平肝潜阳。

◎ 大枣茯神方

【药物组成】 大枣 30 克，茯神 30 克。

【用法】 将上述诸药择净，放入药罐中，清水浸泡 20 分钟，加入水 1500 毫升煎汤，煮沸 20 分钟后去渣取汁，倒入足浴盆中加入适量开水，待温度适宜后洗泡双足。每次 30 分钟，每日 1 次，每日 1 剂，连续 7 ～ 10 日为 1 个疗程。

【功效】 补养气血，健运脾胃。

◎ 地肤子蒲公英液

【药物组成】 地肤子、蒲公英各 500 克，硫黄、雄黄各 50 克。

【用法】 将药加水浸泡 10 ～ 15 分钟后水煎取汁，兑入温水中足浴，每日 1 ～ 2 次，每日 1 剂。

【功效】 引热下行。

◎ 杜仲寄生木瓜方

【药物组成】 杜仲 30 克，桑寄生 30 克，木瓜 30 克。

【用法】 将上述诸药择净，放入药罐中，清水浸泡 20 分钟，加入水 1500 毫升煎汤，煮沸 20 分钟后去渣取汁，倒入足浴盆中加入适量开水，待温度适宜后洗泡双足。每次 30 分钟，每日 2 次，每日 1 剂，连续 3 ～ 5 日为 1 个疗程。

【功效】 滋补肝肾，清热降压。

◎ 杜仲牛膝方

【药物组成】 杜仲 40 克，怀牛膝 50 克，益母草 50 克，夏枯草 60 克，生地黄 30 克，泽泻 20 克，槐花 20 克，钩藤 15 克。

【用法】 将以上药物放入锅中，加水适量，煎煮 30 分钟，去渣取汁，与开水同入足浴桶中，先熏蒸后足浴，并配合足底按摩，每天 1 次，每次 30 ～ 40 分钟。20 天为 1 个疗程。

【功效】 滋补肝肾，软化血管，清热降压。

◎ 独活液

【药物组成】 磁石、石决明、党参、黄芪、当归、桑枝、乌药、蔓荆子、白蒺藜、白芍、炒杜仲、牛膝各6克，独活18克。

【用法】 将药水煎取汁泡脚1小时，每日1次，每剂药可用2～3次。

【功效】 平肝潜阳。

◎ 二桑芹菜汤

【药物组成】 桑叶50克，桑枝50克，芹菜150克。

【用法】 将上药入锅中，加水适量，先浸泡10分钟，再煎煮30分钟，去渣取汁，倒入盆中，先熏蒸，待药温降至40℃左右时，再浸泡双脚30分钟，每天1次，连续7天。

【功效】 清热，平肝，降压。

◎ 钩藤玉米须方

【药物组成】 钩藤30克，玉米须150克。

【用法】 将以上2味药放入锅中，加水适量，煎煮30分钟后去渣取汁，与开水同入足浴桶中，先熏蒸后足浴，并配合足底按摩，每天1次，每次30～40分钟。20天为1个疗程。

【功效】 平肝息风，利湿降压。

◎ 钩藤降压汤

【药物组成】 钩藤30克，冰片少许。

【用法】 将上药入锅中，加水适量，先浸泡10分钟，再煎煮30分钟，去渣取汁，倒入盆中，先熏蒸，待药温降至40℃左右时，再浸泡双脚30分钟，每天1次，10天1个疗程。

【功效】 清热平肝。

◎ 钩藤夏枯草液

【药物组成】 钩藤20克，桑叶15克，菊花20克，夏枯草30克。

【用法】 加水 2000 毫升煎煮取液，等温度适宜后足浴，每次 30 ~ 60 分钟，每日泡足 3 次。

【功效】 平肝潜阳，清热安神。

◎ 钩藤明矾桑枝液

【药物组成】 桑寄生、怀牛膝、茺蔚子、桑叶、菊花各 10 克，钩藤、明矾各 30 克，桑枝 20 克。

【用法】 上药装入布袋中，加水 4000 毫升煎煮取液，先熏脚后温洗双足，每日 1 次，1 剂可用 2 ~ 3 次，一周为 1 个疗程，连续 4 个疗程，血压稳定后可改为 2 ~ 3 日熏泡脚 1 次。

【功效】 平肝阳，益肝阴，降血压。

◎ 槐米菊花苦丁方

【药物组成】 槐米 100 克，野菊花 80 克，苦丁茶 5 克。

【用法】 将以上 3 味放入锅中，加水适量，煎煮 30 分钟，去渣取汁，与开水同入足浴桶中，先熏蒸后足浴，并同时进行足底按摩，每天 1 次，每次 30 ~ 40 分钟。20 天为 1 个疗程。

【功效】 滋补肝肾，软化血管，清热降压。

◎ 菊花桑叶汤

【药物组成】 菊花 15 克，桑叶 15 克。

【用法】 将上药入锅中，加水适量，先浸泡 10 分钟，再煎煮 30 分钟，去渣取汁，倒入盆中，先熏蒸，待药温降至 40℃左右时，再浸泡双脚 30 分钟，每天 1 次，连续 7 ~ 10 天。

【功效】 清热平肝安神。

◎ 菊花益母双叶水

【药物组成】 菊花 25 克，益母草 25 克，当归 25 克，桑叶 20 克，竹叶 20 克。

【用法】 将上药入锅中，加水适量，先浸泡 10 分钟，再煎煮 30 分钟，去渣取汁，倒入盆中，先熏蒸，待药温降至 40℃ 左右时，再浸泡双脚 30 分钟，每天 1 次。

【功效】 清热平肝，降血压。

◎ 绞股蓝枸杞叶方

【药物组成】 绞股蓝 30 克，枸杞叶 100 克，绿茶 5 克。

【用法】 将以上 3 味放入锅中，加水适量，煎煮 30 分钟后去渣取汁，与开水同入足浴桶中，先熏蒸后足浴，并配合足底按摩，每天 1 次，每次 30 ～ 40 分钟。20 天为 1 个疗程。

【功效】 滋补肝肾，软化血管，清热降压。

◎ 辣椒姜汤

【药物组成】 羊角辣椒 10 个，生姜 10 片。

【用法】 将上药择净，放入药罐中，加清水 2000 毫升浸泡 20 分钟，煮沸 20 分钟后去渣取汁，待温后足浴。每日早晚各 1 次，每次 30 分钟，每日换药 1 剂，10 日为 1 疗程。

【功效】 息风降压。

◎ 罗布麻叶牡蛎液

【药物组成】 罗布麻叶、牡蛎各 15 克，豨莶草、夜交藤、吴茱萸各 10 克。

【用法】 将药水煎取汁足浴，每日 1 ～ 2 次，每次 10 ～ 15 分钟，每日 1 剂。

【功效】 镇肝息风，滋阴潜阳，补脑安神。

◎ 罗布麻决明子方

【药物组成】 罗布麻 100 克，决明子 150 克，红茶 5 克。

【用法】 将以上 3 味药放入锅中，加水适量，煎煮 30 分钟，去渣取汁，与开水同入足浴桶中，先熏洗后足浴，并配合足底按摩，每天 1 次，每次 30 ～ 40 分钟。20 天为 1 个疗程。

【功效】平肝潜阳，清肝泻火。

◎ 牛膝钩藤方

【药物组成】牛膝 30 克，钩藤 30 克。

【用法】将上药择净，同放锅中，加清水适量，浸泡 5 ～ 10 分钟后，水煎取汁，放入浴盆中，待温时足浴，可不断加热水以保持水温，加至盆满为止。每日晨起和晚睡前足浴。每次约 30 ～ 40 分钟，以不适症状减轻或消失为 1 个疗程，连续 1 ～ 2 个疗程。

【功效】平肝潜阳，引热下行。

◎ 七子方

【药物组成】决明子 24 克，女贞子 15 克，金樱子 9 克，枸杞子 12 克，菟丝子 12 克，沙苑子 12 克，桑椹 12 克。

【用法】将上药放入锅中，加水适量，煎煮 30 分钟，去渣取汁，与 1500 毫升开水同入足浴盆中，先熏蒸后足浴，每天 1 次，每次 40 分钟，20 天为 1 个疗程。

【功效】滋肝补肾，降压息风。

◎ 桑叶菊花方

【药物组成】桑叶 80 克，桑枝 150 克，菊花 30 克，茺蔚子 30 克。

【用法】将以上 4 味药放入锅中，加水适量，煎煮 30 分钟，去渣取汁，与开水同入足浴桶中，先熏蒸后足浴，并配合足底按摩，每天 1 次，每次 30 ～ 40 分钟。20 天为 1 个疗程。

【功效】清热泻肝，清火降压。

◎ 桑叶芹菜液

【药物组成】桑叶、桑枝各 30 克，芹菜 50 克。

【用法】 将上列药物加水4000毫升煎煮取液，先熏足后浸足，每日1次，发作时每日2次，1剂可用2～3次，10天为1个疗程。

【功效】 清肝降压。

◎ 桑叶益母草液

【药物组成】 桑叶、竹叶、当归、菊花、益母草各100克。

【用法】 将药水煎2次，取汁去渣，放入浴盆中，倒入温水适量后足浴，每日1次，每次1剂。

【功效】 清热通淋。

◎ 石决明黄芪方

【药物组成】 石决明20克，黄芪10克，当归10克，牛膝10克，生牡蛎10克，玄参10克，桑枝10克，磁石10克，补骨脂10克，牡丹皮10克，乌药10克，独活10克。

【用法】 将石决明、牡蛎、磁石先煎30分钟，然后和其他药同煎，取药液与1500毫升开水同入盆中，先熏蒸，待温浸泡双脚，每次30分钟，每日1次。

【功效】 平肝潜阳，降血压。

◎ 柿叶香蕉皮方

【药物组成】 柿叶150克，香蕉皮300克。

【用法】 将以上2味放入锅中，加水适量，煎煮30分钟，去渣取汁，与开水同入足浴桶中，先熏蒸后足浴，并同时进行足底按摩，每天1次，每次30～40分钟。20天为1个疗程。

【功效】 清热利湿，息火降压。

◎ 吴茱萸丹参液

【药物组成】 吴茱萸15克，川牛膝15克，丹参30克，桑枝20克。

【用法】 上药水煎取汁1500毫升，倒入盆内，待药液稍降温，先用清洁毛巾蘸药液擦洗双脚数分钟，温度适宜后再将双脚浸泡在药液中30分钟，每日 1 ~ 2 次，每剂可用 2 次，洗后卧床休息 1 ~ 2 小时。

【功效】 活血通络。

◎ 吴茱萸刺蒺藜液

【药物组成】 吴茱萸 30 克，刺蒺藜 30 克，夏枯草、茺蔚子各 15 克。

【用法】 将药水煎后去渣取汁 200 毫升，以 1 ：10 比例兑入温水中，每日早晚 2 次泡脚，每次 30 分钟，连续 1 ~ 2 周。

【功效】 滋阴柔肝，平肝降逆。

◎ 吴茱萸白芍液

【药物组成】 吴茱萸 30 克，白芍 30 克，熟地黄 30 克，刺蒺藜 30 克，夏枯草 30 克，益母草子 15 克。

【用法】 水煎后去渣取汁 200 毫升，以 1 ： 10 比例兑入热水中，每日早晚泡脚，每次 30 分钟。

【功效】 滋阴柔肝，平肝降逆。

◎ 豨莶草鬼针草液

【药物组成】 豨莶草 200 克，鬼针草 100 克。

【用法】 将豨莶草、鬼针草洗净，切碎入锅，加水适量，煎煮 30 分钟，过滤取汁足浴。

【功效】 降血压，利筋骨。

◎ 夏枯草钩藤菊花液

【药物组成】 夏枯草 30 克，钩藤、菊花各 20 克，桑叶 15 克。

【用法】 将药水煎取汁足浴，每日 1 ~ 2 次，每次 10 ~ 15 分钟，每日 1 剂。

【功效】 平肝潜阳，清热安神。

◎ 夏枯草枸杞叶方

【药物组成】 夏枯草 100 克，枸杞叶 150 克。

【用法】 将以上 2 味药放入锅中，加水适量，煎煮 30 分钟后去渣，取汁，与开水同入足浴桶中，先熏蒸后足浴，并配合足底按摩，每天 1 次，每次 30 ～ 40 分钟。20 天为 1 个疗程。

【功效】 平肝潜阳，清肝泻火。

第十一节　磁　疗

一、磁疗法的降压原理

磁疗就是运用磁场作用于人体的经络穴位来治疗疾病的一种方法。选择治疗点以经络穴位为基础。

磁疗对高血压的疗效，不仅能缓解症状，而且能使血压下降。通过动物实验观察到，在恒定磁场作用下，家兔和松鼠出现窦性心动过缓、血压下降及呼吸减慢。根据相关报道，经常在恒定磁场作用的环境中工作的人，会发生低血压或心动过缓等。

磁场治疗高血压病，是通过磁场作用于经络穴位，刺激神经末梢纤维，借助调节神经系统的功能，改善血管舒缩的功能，减少外周血管的阻力，使血压下降。临床观察发现，当高血压病患者利用磁场作用经络穴位后，毛细血管从磁疗前的纤细痉挛状态变为血管扩张；而原来处于淤滞扩张的毛细血管管径变小，并改善了血流状态，磁场对血管的这种双相高速作用是与神经系统的参与分不开的。

临床实践证明，体穴磁片贴敷法、耳穴磁珠或磁片贴敷法、电磁法、旋转磁法、磁化水法等，对高血压都有较好的疗效。

二、磁疗降压法

◎ 磁片贴压三穴法

【取穴】 曲池、内关、足三里。（图 6-18）

【方法】 穴位局部常规消毒后，把磁场强度为 $600 \times 10^{-4} \sim 2000 \times 10^{-4}$ 特斯拉的磁片，用胶布贴于曲池、内关、足三里穴上。一般每日贴敷 1 次，每次 30 ～ 60 分钟，1 个月为 1 个疗程。

◎ 磁球磁片配合法

【取穴】 曲池、足三里、外关、三阴交、降压沟。（图 6-18、图 6-19）

【方法】 穴位局部消毒后，采用磁球贴压耳穴降压沟与磁片贴压体穴曲池、足三里、外关、三阴交相配合的方法，进行贴压治疗。一般

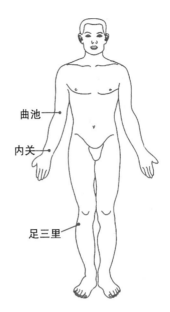

图 6-18　磁片贴压三穴法

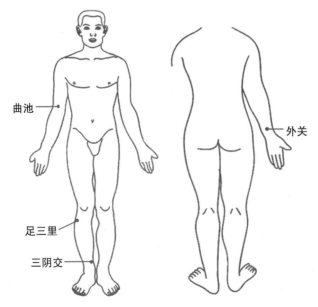

图 6-19　磁片取穴图

磁球宜用磁场强度为 400×10^{-4} 特斯拉者，磁片可用磁场强度为 $600 \times 10^{-4} \sim 2000 \times 10^{-4}$ 特斯拉者，两侧穴位交替使用，5 ～ 7 天更换 1 次，1 个月为 1 个疗程。

◎ 磁球贴压降压沟法

【取穴】降压点（耳背沟）。

【方法】耳郭局部常规消毒后，将直径 3 毫米、磁场强度 400×10^{-4} 特斯拉的磁球，用胶布固定在一侧耳穴降压沟上。两侧耳穴降压点交替使用，5 ～ 7 天更换 1 次，1 个月为 1 个疗程。

◎ 三组耳穴循环贴压法

【取穴】神门、心为第 1 组；交感、肾为第 2 组；降压沟为第 3 组。

【方法】耳郭局部常规消毒后，把直径为 3 毫米、磁场强度为 400×10^{-4} 特斯拉的磁球，用胶布固定于耳部穴位上。两耳每周交换 1 次，3 周为 1 个疗程。

◎ 内关穴处佩戴磁片法

【取穴】内关。

【方法】把磁场强度为 600×10^{-4} 特斯拉的磁片缝在布袋内，佩戴于一侧内关穴处，可连续佩戴，也可以根据降压情况调整佩戴时间，两侧内关穴交替使用，1 ～ 3 个月为 1 个疗程。

♥ 爱心小贴士

磁疗法有哪些注意事项？

严格掌握适应证

磁疗法对早、中期高血压病患者都有一定的效果，通常没有绝对的禁忌证。但是高血压危象、极度身体衰弱以及白细胞总数在 4×10^{9}/升以下、有出血性倾向、对磁场极度敏感者和孕妇等，不宜使用。

应用磁疗的剂量

应从小剂量开始为佳，一般静磁体的表面磁通量密度在100毫特以下为小剂量，100~200毫特为中剂量，200毫特以上为大剂量。

人体接受磁场作用的总量分为：300毫特以下为小剂量，300~600毫特为中剂量，600毫特以上为大剂量。因此，在具体使用时应根据高血压病患者的病情、年龄以及体质，使用磁疗的方法，并参照以上的剂量参数，从小剂量开始，逐步增加剂量，直到既有治疗效果，又能使患者接受为止。

选穴必须恰当

磁疗法选穴必须恰当。一般来讲，以选择四肢穴位为好；不宜选用邻近心脏的穴位作为刺激点。根据病情及患者的具体情况，由医生决定选择磁疗的穴位及方法，患者切勿自行选择。

重视不良反应

磁疗过程中有的患者会出现心慌、心悸、气短、无力、头痛、恶心以及不适等症状，个别患者有白细胞减少，也有的患者在局部出现疼痛、刺痒、灼热或者水疱等。这些副反应，据统计其发生率在10%以内，且发现强磁场多于中、弱磁场；50岁以上的人多于50岁以下的；头颈以及躯干部多于四肢部。对这些副反应通常不需处理，但也不可掉以轻心。加重者或白细胞减少者，应中断磁疗；局部反应明显者，应改换穴位或者部位。

磁疗器械保护

应用磁疗器械，要按照使用说明书进行操作、维护以及保养。对磁体要注意保管，放入非磁性箱盒内，避免接触铁器，防止减低磁性，应用时需要消毒的磁体，可用75%酒精擦拭，不宜煮沸或者高压消毒。

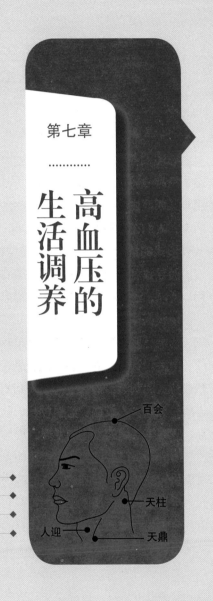

第七章

高血压的
生活调养

百会

天柱

人迎

天鼎

第一节　心理调养方法

一、心理调养法的降压原理

　　心理调养法是一种运用心理学的理论、方法和技术，用以调养情绪、精神障碍和某些慢性疾病的方法。近代医学研究认为，原发性高血压（又叫高血压病）是一种心身疾病（又叫心理生理疾病）。在日常生活中，人们在各种生活事件的影响下可产生焦虑、愤怒、悲伤、烦恼等各种形式的情绪反应。这些反应常伴随着相应的神经内分泌功能的改变，而导致血压升高。而心理因素在高血压的发病过程中起了一定的作用。所以，通过心理调养来辅助治疗高血压是非常有益的。

　　现代医学研究证实，不良的心理因素会影响身体健康。例如生闷气、焦虑、发怒等不良情绪会引起心率加速、呼吸短促、血压升高。

　　中医学认为，喜、怒、忧、思、悲、恐、惊等七种情绪的突然、强烈或持久的刺激，最终会导致疾病的发生。例如，高血压、糖尿病、冠心病、头痛、心绞痛、心肌梗死、脑血管意外、胃和十二指肠溃疡、癌症、哮喘等疾病的发生与发展，均与不良的心理因素有密切关系。

　　研究人员已经证实：高血压的发生与心理因素有关。外界刺激因素可以引起反复的、强烈的、长时间的精神紧张及情绪波动，引起忧郁、焦虑等，使大脑皮质下中枢的抑制和兴奋过程发生冲突，大脑皮质功能紊乱会丧失对皮质下血管舒缩中枢的调节作用，使血管处于收缩状态，从而引起全身小动脉痉挛而使血压升高。

　　另有研究发现，高血压患者大多具有一定的性格特点，例如争强好胜，办事过分认真，容易激动、焦虑、发怒等。

　　现代医学研究表明，高血压患者经过各种形式的心理疗法治疗后，可以使患者心情舒畅、心胸开阔、心境平和、情绪安定，这非常有益于高血压的防治，对高血压患者的收缩压和舒张压均有明显的降压效果。

二、高血压患者的心理状态对病情的影响

高血压患者得知发病后往往心情很复杂，容易产生焦虑情绪和悲观心理，这些心理因素对高血压的治疗会产生很大的影响。

◎ 焦虑和恐惧心理

高血压是一种难以治愈的终身性疾病，随着病程的进展可出现多种并发症，加之患者对高血压知识的缺乏，易产生焦虑、恐惧心理。这种焦虑、恐惧的情绪可促使交感 – 肾上腺素系统的活动明显增加，使心输出量及外周阻力增加，导致血压升高。

医护人员应与患者进行有效沟通，了解焦虑恐惧的原因，利用语言技巧给患者以支持、鼓励并提供忠告，适时进行高血压的健康教育，指导患者如何选择食物和控制饮食，帮助患者制定生活作息表，进行适量的体育锻炼，以转移其焦虑和恐惧心理。指导患者进行自我调节，学会控制自己的情绪，使患者正视自己的疾病，从而缓解焦虑和恐惧心理。

◎ 拒绝和满不在乎的心理

轻度高血压患者，因症状较轻或无症状，认为对身体没有大的影响，满不在乎并拒绝改变饮食习惯与服药。但长时间的拒绝阻止了自我监护，以致病情加重。对于有意识拒绝治疗的患者首先要给予关心和照顾，鼓励患者倾诉心里话，针对其内心矛盾做疏导安抚工作。对满不在乎的患者，首先应耐心、细致地介绍有关高血压的知识、危害以及治疗、并发症等，帮助他们认识自身疾病的发生发展过程，克服对疾病的怀疑、拒绝及满不在乎的心态。其次，耐心劝导患者按时按量坚持服药，培养良好的饮食习惯，控制体重，适当运动。

◎ 内疚的不良情绪

此类患者以中年人居多，且多有并发症，常年治疗又需要大量金钱，造成家庭经济拮据而感到自责内疚。对于这类患者要用真诚的态度和科学的道理使之相信，只有科学地用药、合理地控制饮食、适当地运动、保持良好的情绪，才可能控制病情，并能像健康人一样工作、学习和生活。在尽可能的条件下，协调社会各方面的力量，帮助解决患者的实际困难，减轻患者的心理负担。

◎ 孤独、悲观和失望心理

此类患者大多独身、丧偶或子女不在身边。因无依靠而产生孤独感，同时又担心诱发（如中风、肾病综合征等）并发症，易产生悲观失望心理。

悲观是对健康危害最大的负性心理，可导致机体自主神经紊乱和内分泌功能的改变，使心率减慢，血压升高。对于这类患者应用亲切、诚恳的语言取得他们的信任，建立良好的护患关系，同时通过周到细致的服务，用热情感染他们，尽量满足他们提出的合理要求，让他们体会到温暖。在病情允许的情况下，尽可能多地组织他们参加一些有益于健康的集体活动，以分散他们对疾病的注意力，使他们从孤独悲观的情绪中解脱出来，树立战胜疾病的信心。

◎ 积极乐观的心理

此类患者性格开朗，具有一定的文化层次，对疾病有较客观的认识，并能从各种渠道了解疾病的信息，调整自我心理。对这类患者，要向他们宣讲高血压研究的新进展，特别是病因、治疗、保健、康复等，使其进一步认识疾病，调动患者的自我调节、自我维持、自我平衡、自我改善的能动作用，达到治疗的最佳效果。

患者的心理状态与疾病的发生、发展及转归有着密切的联系。心理因素不仅可以致病，也可以治病。总之，心理护理在心身疾病的治疗与康复中起着重要的作用。

三、高血压的心理调养法

每个人都有压力，但情绪和态度是可以改变的。对于高血压病患者来说，应该注意以下几个方面。

◎ **调控情绪**

日常生活中，心理压力常常导致血压升高及心肌梗死、脑出血昏迷。心理学家和临床医学研究者收集了大量这方面的例子，指出在各种压力中，情绪压力的"杀伤力"最大。要把握好自己的心态，面对事情的时候不能想得太多。下面介绍一些调控情绪压力的方法。

（1）将家庭生活、工作、社会交往等方面遭遇到的压力用一张小纸条写出，然后针对每一个压力想出三个不同的办法来对付它，可以与友人和信赖的人商量。

（2）写"压力自传"。把自己所遭遇的压力，用日记、自传体的方式记录下来，自己保存，供以后参考。

（3）不要将所有重担和责任背负在自己一个人身上，要信赖他人，做到责任分担，学会与他人合作。

（4）勇于决断。错误的决断比不决断或犹豫不决要好。决断错误可以修正，不决断或犹豫不决会导致压力的产生，有损身心健康。

（5）不要为小事垂头丧气，不拘泥于琐碎的事情。对琐碎的事情过分担心，往往会被压力所压垮。要有全局着眼、大处着眼的气魄。

（6）要防止过于孤独，设法结识一些新朋友，认识一些新鲜事物，以保持心理平衡。

（7）有时候要自我吹嘘、自我陶醉、自我赞美一番，保持良好的自我感觉才能振奋精神。

（8）要有充足的睡眠时间，损失的睡眠时间要补足。

（9）不过分拘泥于成功。失败是成功之母，有意义、有经验的失败要比"简单的成功"获益更大。

（10）运用幽默、微笑来调节情绪，用自我催眠和深呼吸等方法来放松身心。任何时候都不要失去你的自信心。

◎ 疏泄情绪

疏泄情绪即通过一定的方法和措施改变人的情绪和意志，以减轻痛苦。事实证明，疏泄法可使人从苦恼、郁结的消极心理中得以解脱，尽快地恢复心理平衡。当人们遇到这样或那样的精神创伤、长期不良情绪的刺激、挫折或打击后，不但会因为心理、生理反应促使心跳加快，血压升高，而且可诱发高血压，这是一个不争的事实。但自古以来，人们就注意到在受到各种精神创伤或刺激后，有的人会生病，而有的人却不会生病。其中一个很重要的因素就是他们能否正确对待与疏泄这些不良的精神刺激。

人们发现，凡是能够正确对待有关事物与善于排遣不愉快情绪的人，绝大多数都能保持身心健康而不生病。相反，总是积郁于怀或过分自我压抑的人，不但患高血压、消化性溃疡等病的概率较高，而且患各类精神疾病的概率也高出普通人数倍。所以让人们将内心积郁的各种心理因素疏泄出来，是高血压患者维持血压稳定的主要因素之一。当然运用疏泄疗法时应根据不同人的心理、环境和条件等，采取不同的措施，进行灵活运用。

常用疏泄法有：

（1）**痛快地哭疏导情绪**　无论痛苦或愤怒，痛快地哭可以将身体内部的压力释放，将身体压力产生的有害化学物质及时排出。生活中常见这样的事例，某人由于某事，过于痛苦，大哭一场后，心理压力就会明显减轻。痛痛快快地大哭一场让眼泪尽情地流出来，就会觉得舒服些，所以有人提出为健康而哭的观念。

（2）**向朋友坦白心事**　当有了不良情绪，可向朋友诉说委屈，发发牢骚，以消除心中的不平之气，遇到什么烦恼，可以坦白地跟人说，寻求解决方法，闷在心里是不能消除苦恼的。其次，要及时宣泄。如心有不平之事，可及时向知心朋友倾诉，千万不要闷在心里，以致气郁成疾，血压升高。将你的不幸或痛苦遭遇对他人倾诉，他人可以安慰你，使你解除压抑。

（3）**用趣味性嗜好疏导情绪**　看电影、看电视、读书、绘画、练书法、唱歌、跳舞都可以消除生活上的压力，促使人的情绪好转。雄壮的歌曲可以振奋精神，放声歌唱可以提高士气。人在憋闷时，找个适当的场合大声喊叫，把心中郁积的"能量"释放出去，也能解除烦闷。

（4）**运动性疏泄**　可以散步或进行其他运动。无须走太久，每天20分钟，也能缓解紧张情绪。剧烈的运动是更好的办法。人在情绪低落时，往往不爱运动，越不活动，情绪越低落，形成恶性循环。事实证明，情绪状态可以改变身体活动，身体活动也可以改变情绪状态。昂首挺胸，加大步伐及双手摆动的幅度，提高频率走上几圈，可以把体内积聚的"能量"释放出来，使郁积的怒气和其他不愉快的情绪得到发泄，从而改变消极的情绪状态。

（5）**远离不良环境，疏导情绪**　各种情绪的产生都离不开环境，避免接触强烈的环境刺激是必要的，但最好要学会情绪的积极转移，即通过自我疏导，主观上改变刺激的意义，从而变不良情绪为积极情绪。另一方面是从改变环境入手，如改变环境治疗、工娱治疗，实际上都是通过具体环境的改变，减少环境对人体心理和生理上的不良刺激，形成积极的暗示，以达到治疗目的。

♥ 爱心小贴士

有些高血压病患者会引发深层次的抑郁感，应如何预防？

　　有些人在得知自己患了高血压后，就会感到情绪低下，意志消沉，觉得自己非常不幸，从而在精神上无法振作起来，患者持续不断地处于悲伤、悲观、焦虑不安或绝望无助的情境中，容易引发深层次的抑郁感。对人的生理、心理造成很大影响。那么，应如何预防呢？除求助医生外，下面这些方法可以减少不良影响：

　　（1）让你周围的人了解，当你感觉不顺的时候，你所能做的事情是十分有限的。

　　（2）不要给自己设定过高的目标，尽可能地将过于艰巨的任务除去。将大的、令人气馁的任务分割为小的、易于控制的小任务分别列出、执行并且检查。

（3）遇到困难时要善于寻求和接受他人给予的帮助，若你告诉人们你的需要，人们还是乐于帮助的。

（4）善待自己，懂得享受快乐生活，要时不时地嘉奖自己取得的成绩。

（5）花时间锻炼与沟通，其次，可以利用改变饮食习惯来保持大脑神经平衡，由于饮食健康并且富有营养可助脑功能健全。

（6）饮食均衡，多吃富含蛋白质的食物，且少食多餐。

（7）虽然吃巧克力会暂时愉悦自我，但是，不宜经常吃这类甜腻、易导致肥胖的食物。

（8）限制饮用咖啡，过度摄入只能导致忧郁，雪上加霜。

（9）不要借酒浇愁，借酒浇愁只能帮助你暂时放松，但同时它也抑制中枢神经系统，从而加重忧郁感，而且会使人丧失处理事情的理智，只会使事情变得更糟。

（10）每晚确保充足的睡眠，有利于放松自我，摆脱忧郁。

（11）加强锻炼，鼓舞情绪。如每周至少3次半小时的快步走。选择自己喜欢的运动，但注意不要过度锻炼。

第二节　娱乐调养方法

一、音乐

音乐调养法是指通过欣赏音乐或者亲自演奏乐器、唱歌或者参与音乐的学习、排练和表达，以达到调节心理，舒畅心情，消除疲劳，促进身心健康，防治疾病的一种调养方法。音乐调养法历史悠久，既属于娱乐调养法的范畴，又属于心理调养法的范畴。

◎ **音乐调养法的降压原理**

根据目前的研究现状，音乐调养法治疗高血压的机制可分为以下两个方面：

（1）从心理学作用来讲，优美、轻松的音乐可以提高大脑皮质神经细胞的兴奋性，活跃和改善人们的情绪，减轻或者消除由于社会－心理因素所引起的精神紧张，促进人体分泌有益于人体健康的多种激素、酶及乙酰胆碱等生物活性物质，从而起到调节人体血液流量、促进血液循环、增强新陈代谢、改善睡眠状况、振奋精神等作用。优美悦耳的音乐，不仅可以使人血压平稳、心律稳定、心情愉快，而且可以延缓人类大脑衰老和记忆衰退，有益于人们健康长寿。

（2）从现代神经生理学研究的结果来看，音乐能够通过其优美的旋律、舒缓的节奏以及声调、音色等方面对人体的心血管系统、内分泌系统、神经系统产生调节作用，从而使人体内环境协调、血压下降。另外，舒缓清淡的音乐还可以使人心情平静，心态保持平和、稳定，使紧张的神经放松，使上升的血压下降，使烦躁的情绪得到稳定，这些因素都是音乐调养法发挥降血压作用的机制之一。相信随着医学的发展和自然疗法研究的深入，音乐调养法降低血压的机制会得到更加完善和确切的阐明。

◎ 音乐调养法乐曲的辨证选择

音乐调养法对高血压病患者进行调养，一般多采用被动感受式，即通过听音乐的方式来实现降压目的。多选用情调悠然、节奏舒缓、旋律清逸高雅的古典乐曲或轻音乐等。舒缓轻快的音乐可以使高血压患者紧张、郁闷、愁苦、悲观的心理得以松弛，以达到镇静降压，缓解头痛、紧张、失眠等症状的目的。

高血压的音乐调养法中乐曲的选择应当根据中医辨证论治的原则进行。

（1）中医辨证属于肝火上炎型、肝阳上亢型或肝风内动型的高血压患者，应当选择具有镇静、收敛性作用的乐曲，例如勃拉姆斯的《摇篮曲》、德彪西的《月光》、圣桑的《天鹅》、海顿的《小夜曲》；民族乐曲可选听《平湖秋月》《汉宫秋月》《渔舟唱晚》等。因为这些乐曲旋律优美、清淡典雅、简洁流畅、音色柔和、节奏平缓，经常倾听可陶冶情操、平静心情，具有明显的镇静、安神、降压功效。

（2）中医辨证属于肝肾阴虚型的高血压患者，应当选择中国的古典传统名曲，例如《二泉映月》《梅花三弄》《渔舟唱晚》《牧歌》《姑苏行》《流水》等，这类乐曲旋律轻柔，节奏舒缓，具有振奋精神、醒脑定眩、补益肝肾、降低血压的功效。

（3）中医辨证属于痰浊内蕴型的高血压患者，应当选择欣赏中国传统的民族乐曲，例如《喜洋洋》《花好月圆》《江河水》《雨打芭蕉》《满庭芳》《鲜花调》等，这类乐曲节奏明快，旋律酣畅，能愉悦情绪，解忧化痰，解郁开胃，疏肝降压。

（4）中医辨证为阴阳两虚型的高血压患者，可选择欣赏中国古典乐曲，如《春江花月夜》《百鸟朝凤》《阳光三叠》《平沙落雁》《空山鸟语》《听松》《鹧鸪飞》等，这些乐曲轻柔、秀丽、流畅、婉约，能够调节神经、平补阴阳、振奋精神、调节情绪、降低血压。

◎ **注意事项**

（1）各型高血压患者均忌听高亢、兴奋、激烈的兴奋性乐曲。

（2）刺耳的音乐和疯狂的节奏会破坏人体正常的心脏活动和血液循环，会导致中风及心绞痛发作，甚至会引起猝死，故高血压患者应禁止接触这些音乐及场面。

（3）每次听音乐的时间不宜过长，也不宜太短。一般以1小时左右为宜，每日听2～3次为佳。播放音乐的音量也要适宜，一般在40分贝左右为佳，最大不超过60分贝。

（4）伴有失眠者可在睡前听《塞上曲》《平湖秋月》《仙女牧羊》等以镇静安神，帮助入睡；伴有消化不良者可在就餐中或就餐后欣赏《欢乐舞曲》《花好月圆》《餐桌音乐》等以增进食欲、健脾开胃；消除疲劳可选听《锦上添花》《矫健的步伐》《假日的海滩》等；解除忧闷可选听《喜洋洋》《春天来了》等。

（5）听音乐的环境要安静、优美，远离噪声。室内要求整洁、陈设典雅、光线柔和。听音乐时要闭目养神、排除杂念，全身心地投入到乐曲的意境之中，从而使心神专注、全身放松。

（6）要从实际出发，根据我国不同民族、不同地区的音乐特色，以及患者对音乐的欣赏水平和文化素养来选择合适的音乐，以获得显著的降压效果。例如，肝气郁结的高血压患者，适合听比较欢快、兴奋的音乐；肝火上炎的患者适合听轻松、舒缓的音乐；心情郁闷的患者适合听一些可以舒心的乐曲，例如《江南好》《春风得意》《军港之夜》等。

二、舞蹈

舞蹈起源于劳动，为人类最早的艺术表达形式之一。我国的民间舞蹈，历史悠久，远古时代便被视作防病治病的手段。舞蹈调养法是指通过本人从事舞蹈活动来达到治病效果的一种方法。舞蹈时常有音乐伴奏，所以舞蹈调养法常与音乐疗法配合进行。

近几年来，舞蹈已被群众当作一种新颖的运动疗法，在城市和农村，跳秧歌舞、红绸舞、腰鼓舞、扇子舞的老年人成群结队，组织庞大；跳交谊舞、华尔兹的中老年人更是活跃在各个舞场。健康的人在跳，体弱有病的人也在跳，舞蹈调养法的防病治病功效已在实践中为群众所接受。

◎ 舞蹈调养法的降压原理

舞蹈调养法不仅能直接通畅气血、舒筋活络、滑利关节，而且可以使高血压病患者情绪安定、心情舒畅，缓解工作和生活中的紧张、焦虑和激动情绪，使大脑皮质、中枢神经系统、血管运动中枢的功能失调得以缓解，促使高血压病患者全身处于紧张状态的小动脉得以舒张，从而有利于血压下降。

优美的舞蹈动作，鲜明欢快的音乐伴奏，是表达思想、抒发情感、宣泄郁闷的好形式，令人心旷神怡、气血流畅，血管的反应性得到改善，可引起外周血管的扩张和血压下降。

◎ **舞蹈调养法降血压的方法**

舞蹈调养法的运用方式分为以下两类：主动表达式，即由患者亲自从事舞蹈活动来治疗疾病；被动接受式，即观赏舞蹈艺术。

从舞蹈艺术的形式、内容、特征角度讲，舞蹈可分为民间舞蹈、现代舞蹈、古典舞蹈三类。

（1）**民间舞蹈**　是指在群众中广为流传，具有民族风格和地方特色的传统舞蹈形式。我国有56个民族，各民族的民间舞蹈更是形式多样、风格各异。以汉族为例，目前广泛流传的民间舞蹈有秧歌舞、红绸舞、腰鼓舞、扇子舞等几种。在原有的基础上，编排又有所创新，更加适合中老年健身的需求。

（2）**现代舞蹈**　是以自然的舞蹈动作自由地表现思想感情和生活的舞蹈。它集舞蹈艺术、音乐、体育锻炼为一体，是中老年人十分喜爱的一种健身活动。目前广为流传的现代舞蹈有慢四步交谊舞、慢三步交谊舞、小伦巴舞、中老年迪斯科等。

（3）**古典舞蹈**　为古典风格的传统舞蹈，它具有整套的规范性技术和严谨的程式，所以作为治病疗法在群众中尚未普遍接受。我国古典舞蹈《敦煌彩塑》《仿唐乐舞》《丝路花雨》等，由于表演时眼、手、身、法、步的配合十分紧密，若能学习、表演一两个节目，对艺术观赏和健身治病均有很高的价值。

以上3种舞蹈均适合一、二期高血压，高血压病患者根据个人的兴趣和条件进行选择，均可作为一种体育运动疗法和精神运动疗法而用来调理身心、养生治病。

◎ **注意事项**

高血压病患者进行舞蹈调养法，一是要控制时间，每天1～2次，每次30～60分钟为宜；二是运动量不宜过大，注意循序渐进、量力而行，否则反而导致血压上升；三是年老体弱的高血压病患者不宜选用动作过大、动作过多、节奏过强的舞蹈。

三、书画

书画调养法是指通过练习、欣赏书法、绘画来达到延缓衰老、治病健身目的的一种治疗方法。

练习书法和学习绘画是调节人体情志活动、抒发感情、寄托希望的一项有效活动。通过书画调养法既可以舒筋活络、陶冶情操，又可以延年益寿、调节身心健康。因此，书画调养法是一种比较高雅的有益于身心健康和能够平稳降压的自然疗法，对高血压等心血管疾病具有良好的辅助治疗作用。

◎ 书画调养法的降压原理

书画调养法的养生治病作用是多方面的，特别在舒心养性、畅情逸志、宁心安神、健脑益智、延年益寿等方面的功效十分显著。至于书画调养法的降压机理，主要与书画调养法可以调节情绪、疏肝理气、平肝潜阳有密切关系。当人们挥毫之时或潜心欣赏书画时，尘念逐渐减少、杂念逐渐排除，达到"精神内守，恬淡虚无"的境界。因而可以"真气从之""形劳而不倦""心安而不惧"，可使郁结的肝气得以疏解，上亢的肝阳得以下降，上升的血压得以降低。有学者以血压为指标，将经常练习书画者与初学书画者进行对照观察，结果两组血压均有不同程度的下降，但经常练习书画者的降压程度明显优于初学书画者。

◎ 书画调养法降血压的方法

书画调养法的运用方式可以分为两类，即书画练习和书画欣赏。从具体的内容和形式讲，可分为以下两类：

（1）书法　指运用笔来书写楷书、草书、行书、篆书、隶书等文字的一种艺术。用毛笔书写的书法又称为传统的软笔书法。用钢笔、圆珠笔等工具来创作的书法称为硬笔书法。

（2）绘画　主要是指中国传统的绘画艺术——中国画。其中包括人物画、山水画、花卉画、鸟兽画、虫鱼画等类别。

上述两类形式和内容均适合一、二期高血压病患者根据个人爱好和条件进行选择。

◎ 注意事项

高血压患者在进行书画调养法时没有严格的禁忌证，但要注意以下事项：

（1）每次练习书画的时间不宜过长，以 30 ~ 60 分钟为宜，不要操之过急，切忌急躁情绪。

（2）用书画调养法防治高血压需要长年坚持、锲而不舍，切忌三天打鱼，两天晒网，一曝十寒。

（3）在具体运笔绘画写字时，要尽力做到心神安定，切忌"心猿意马"，要"意守笔端""专心致志""凝神点画""全神贯注"。

四、花卉

花卉调养法是指通过栽养花卉、欣赏花卉、品尝花肴、鼻闻花香等来达到治病健身、修身养性目的的一种治疗方法。

我国是一个花卉资源十分丰富的国家，欣赏花、养花会给人带来希望、愉快和活力。在居室周围、庭院居室养花种草，既可以美化家庭环境，改善生活条件，增添生活乐趣，又可以愉悦身心、修身养性，有益于身心健康。因此，花卉调养法是一种简单易学、适合家庭应用的自然疗法，对中老年高血压患者非常有益。

◎ 花卉调养法的降压原理

目前研究认为，花卉调养法降低血压的机制有以下几方面：

（1）有些花蕾具有降血压的有效成分，例如菊花、牡丹花、荷花、向日葵花、六月雪、美人蕉等花卉，不论是食用或者是入药煎汤饮用，均有显著的降血压作用。

（2）花卉的芬芳香味能令人头目清新、精神振奋，有利于降低血压。花卉的香味中还含有既能净化空气，又能杀菌灭毒的物质——芳香油。医学研究证实，芳香油可以通过感官松弛神经、调畅血脉、降低血压。

（3）绿叶丛中、五颜六色、娇艳欲滴的花卉，可解除郁闷、紧张情绪，使人对生活充满希望和憧憬；青、绿、蓝、紫等色彩，可以使高血压患者的心情和心理得到抚慰、镇静和安定，并且具有平肝潜阳的作用，从而促使血压降低。

（4）工作闲暇，亲自动手栽花、松土、浇水，可以松弛神经、陶冶情操、舒筋活络，从而有利于血压的稳定和心情愉快。

◎ **花卉调养法降血压的方法**

花卉调养法防治高血压的具体方法有以下几种：

（1）在家庭庭院、卧室、阳台，以及房前屋后栽种花卉，松土浇水，每天早晚 2 次，每次不超过 30 分钟。

（2）观赏青绿色植物和各类花卉，或者在花丛中散步、静坐，每天 2 次，每次 15 分钟。

（3）品尝花卉菜肴，饮用花卉茶。

（4）睡菊花枕等花卉枕头。

（5）服用花卉药方。

◎ **注意事项**

需要说明的是，花卉调养法仅可作为高血压病的辅助治疗方法，需与其他自然疗法配合运用。夹竹桃、曼陀罗、虞美人等花卉，均带有毒性，绝对不可服食。

五、其他娱乐调养方法

◎ **垂钓调养法**

垂钓调养法是指通过垂钓活动来达到修身养性、防病治病、强身健体的一种自然疗法。

垂钓者所选择的垂钓之地一般是环境宁静、山清水秀、绿树成荫、绿水清风，远眺湖面或河面，视野开阔，不觉使人心旷神怡，精神抖擞。鱼将上钩之时，垂钓者全神贯注、心无杂念，意在鱼钩，与气功入静有异曲同工之妙。鱼上钩之后，垂钓者更是欢天喜地、心情愉快、烦恼皆消。垂钓活动能给垂钓者带来欢乐，带走烦恼，促进身心健康，这对高血压、冠心病、神经衰弱等患者具有一定的辅助治疗作用。

◎ 花鸟调养法

花鸟调养法是指运用种花养鸟的娱乐活动来达到治病养生目的的一种自然疗法。

鸟语花香会给人带来心情的喜悦，能消除神经系统的紧张和身心疲劳，有助于促进血液循环、降低血压，有助于患者自我心理的调节。另外，花卉草木和各种小型鸣禽所显现的争奇斗艳和盎然生机能给人以生活美好的享受，使人生活在希望的春天里，使人心情愉快、身心健康、血压下降。

◎ 旅游调养法

旅游调养法是指通过旅游的方式来达到治病养生目的的一种自然疗法。

通过旅游，饱览湖光山色和名胜古迹，可以疏肝解郁、愉悦情绪、陶冶情操、开阔眼界和胸怀。旅游这种自然疗法，作为娱乐疗法中的一种已经得到国内外高血压患者的充分肯定和认可。但应当注意：首先，高血压患者在参加旅游前，要经过医生对其身体情况做出综合性的评估，以决定能否参加旅游。其次，高血压患者还要根据自己的体质、体力情况来选择合适的旅游地点、方式及游览内容，并且安排合理的行程。第三，要备足降压药品，并且按时服用降血压药物，最好能随身携带血压计，随时监测血压。

◎ 品茗调养法

品茗调养法是指通过品茗的休闲方式，并且借助于茶叶的保健作用来达到治病养生目的的一种自然疗法。

品茗既是现代都市人远离喧闹、清静放松的一种方式，又是人提高自身修养，娱乐休闲的一条途径。在安静幽雅、舒适整洁的品茗环境里，仔细品味着茶叶的清香、观赏着茶叶在清水中舞动，就能使高血压患者感受到宁静、轻松舒适、精神放松，从而起到调节情绪、改善中枢神经系统功能、降低血压的作用。

第三节　日常起居调养方法

一、居室环境要舒适

精神紧张是引发高血压病的一个重要原因，因此高血压病患者只有放松精神才能使血压保持平稳。由于居室是每个人生活的一个重要空间，而良好的起居环境能够使人的神经得以放松，因此高血压病患者在居室的选择上应注意以下几点。

◎ 居室结构

一般来说，每个高血压病患者最好都有自己独立的房间，将主卧室与其他房间充分地分隔开，以免人多嘈杂，影响休息。此外，卧室应该设置在房屋最好的朝向，这样可以使居室保持良好采光和通风，避免潮湿、阴暗对血压造成不良影响。

◎ 居室面积

中国古代就对居室颇有讲究，要求居室要高低适宜，否则就会出现阴阳的不协调。从现代卫生学的角度来说，高血压病患者宜居的居室面积为15平方米左右，居室的标准高度为2.8米。如果房间过于窄小或者低矮就会使视觉和心理产生一种压迫感，容易造成血压波动。

◎ 居室采光

良好的采光环境可以稳定高血压病患者的情绪，改善睡眠质量，有助于稳定和降低血压，改善高血压病患者头晕、胸闷、恶心等不适症状。因此，对于高血压患者来说，居室的采光要保持明暗适宜，并可以随时调节。

在北方较冷的地区，朝南的居室冬季每天日照时间不少于 3 小时，夏季应该尽量减少日照，以避免室内温度过高。而当白天或者夜间自然光照不足时，室内必须保证有充足的人工光照，灯光应当稳定、均匀，避免刺眼。

◎ 居室通风

人的大部分时间是在室内度过的，因此如果室内空气中含有大量的微生物、烟尘、二氧化碳，就会使人感到不悦、烦躁，出现心胸憋闷、血压升高的现象，严重的可以引发心脑血管疾病。因此居室的自然通风就可以使室内的湿热污浊之气排出室外，保证房间内的空气清新。

此外，如果高血压病患者长期处于空气浑浊、有异味的环境中，还会产生厌食、恶心、呕吐、消化功能减退的情况，长此以往，极易导致嗅觉疲劳和丧失；而当脑神经长时间被污浊空气刺激时，就会导致脑皮层兴奋和抑制调节功能丧失，使人烦躁不安、血压上升，极易诱发心血管疾病。

◎ 居室温度

对于高血压病患者来说，寒冷潮湿的居住环境会增加并发症的几率；如果室内的温度过高，湿度过大，又会使人感到闷热，导致血压上升、心跳过快，甚至出现意识障碍、中暑和死亡。因此高血压病患者一定要保持居室中适宜的温度。

通常来说，最合适的居室温度为夏季 24℃～26℃，相对湿度 30%～65%；冬季 16℃～20℃，相对湿度为 30%～45%。这样的温度有利于高血压病患者保持机体温热平衡，对保持血压的平稳大有好处。

噪音不但会干扰人的休息、睡眠、工作、学习、思考和交谈，还会对人体的健康产生很大的影响。据研究表明，噪音会对人体的神经系统、心血管系统和内分泌系统产生影响，长期处在噪音的环境中容易引起神经衰弱、心跳加快、心律不齐、血压升高，严重者还会使血液中的胆固醇浓度增加，加速动脉粥样硬化的速度。当噪音超过 50 分贝时还会引发心脏病。

因此为了减少噪音的侵害，高血压病患者应当从居住的环境上下功夫，最好选择远离公路、工地、工厂、闹市的幽静环境。如果确实无法选择居住地，那么就应该在居室的窗户上挂上棉麻质地的厚窗帘，为窗户安装塑钢或者中空双层的玻璃窗。此外，在装修家居的时候可以粘贴上吸音的壁纸，采用吸音、隔音的材料，或者在家中摆放悬挂各种布艺制品，如布艺沙发、挂毯、地毯等，以吸收噪音，降低对高血压病患者的影响。

二、衣着要宽松

对高血压病患者来说，着装不仅意味着美观，更要讲究舒适。

高血压病与动脉粥样硬化症经常一起发作，由于动脉粥样硬化的症状并非局限于身体的某个部位，而是遍布于身体的各个部位，如果穿着过于紧绷，就会增加血液流通阻力，使心脏这个人体的"输血泵"不得不加大功率，以维持血液的正常流通，从而致使血压升高。而穿着宽松的衣服，就会减少血液流通的阻力，降低心脏负担，还可以有效降低因血压升高引起的心脑血管疾病的发病率。

因此，高血压病患者在日常着装时应注意"四松"。首先，皮带要松，不要将皮带系得过紧，最好不用收缩拉紧的皮带，宜采用背带式。其次，衣领宜松，最好不要系领带及领结，在必须佩戴领结或者领带时，应尽可能地保持宽松。第三，鞋子宜松，用布鞋代替皮鞋是一个不错的选择。第四，对于鞋带、衣领以及手腕扣夹的表带等，均须注意宜松不宜紧，以自然、舒适轻松为理想效果。

应当注意的是，衣着的宽松程度并没有一个统一的标准，以个人穿衣整齐利落，颈部、胸部、腰部、脚部等身体部位没有压迫感为宜。

三、下午锻炼更有益

运动锻炼是起居调养的一项重要内容。目前，有相当多的人主张晨练，这应是一种有益身心健康的良好习惯。但对于高血压患者来讲，不太适合于晨练，尤其寒冷季节更不适于晨练，由于受清晨寒冷空气的刺激，可使外周血管收缩而使血压升高，会加重高血压患者的病情。美国相关报道指出，早晨6点钟至中午是心脑血管病的多发时间，由于早晨醒后的血管功能障碍多于睡眠时间，对交感神经的兴奋比较敏感，导致应激反应的激素以及心率、血压亦均在晨间上升。日本某医学院的统计分析也发现，早晨慢跑、打高尔夫球或者快速游泳等剧烈运动，为发生猝死的常见原因，所以提倡在下午4～5点去户外进行缓慢运动，这样有益于降低血压和维护健康。综上所述，为了你的健康，高血压患者应改变锻炼时间，应将晨练改为下午4～5点钟锻炼，并且以进行适量的和力所能及的户外活动为宜。

四、适度晒日光浴

日光浴在国外被视为一种治疗疾病和强身健体的方法，对高血压病的防治也有一定功效。

人体在进行日光浴时，表层的组织和血管会在红外线的作用下扩张，使血液循环加速，心脏跳动加强，促进新陈代谢的进行。而日光中的紫外线还可以使皮肤中的7-脱氢胆固醇转化成维生素D，帮助钙质吸收和身体排钠，对改善造血功能也有很好的作用。因此日光浴对于高血压病患者，特别是对一级高血压患者来说具有很好的治疗效果。

不过，日光浴并不仅仅是晒太阳，而是让人体体表直接暴露在阳光下，并按一定的顺序和时间要求进行系统照晒的方法。常用的日光浴方法有背光浴、面光浴和全身浴三种。

（1）背光浴　是以坐着或者俯卧的方式，以背部为主要的阳光照射区域。

（2）**面光浴** 是以坐姿面对阳光，以面部及前胸部为主要的阳光照射区。在进行面光浴的时候为了保护眼睛可以选择闭上眼睛或者戴上墨镜。

（3）**全身浴** 需要不断地改变体位，以达到日光可以依次照射到身体的上下左右各个部位的目的。

对于高血压病患者来说，进行日光浴最好的温度是 20℃ ~ 22℃。而时间最好选择上午 10 点以前，或者下午 16 点以后。高血压病患者在日光浴时，应该本着循序渐进的方法进行，通常从每次 5 分钟开始，然后逐渐增加，但是最长不可超过 1 小时。此外，在饭前和饭后 1 小时都不适合进行日光浴。

高血压病患者在日光浴的过程中应该根据皮肤接受照射的情况适当地变换姿势和照射部位。如果在日光浴的过程中出现头晕、头疼、恶心等症状，应该马上停止。高血压病患者在日光浴后应该在阴凉处休息15 分钟左右，并适当地补充水分。

♥ **爱心小贴士**

高血压患者晒日光浴时有哪些注意事项？

高血压患者进行日光浴，每天1~2次，其有如下注意事项：

（1）在行日光浴时，可依日光浴方式的不同，应酌情裸露身体局部皮肤，并应适当改变体位，使皮肤均匀接受阳光的照射。

（2）日光浴照射不能过量。行日光浴必须坚持循序渐进的原则，采取逐渐增加日光照射的时间及强度。

（3）饭前和饭后1小时内，不宜进行日光浴；若行日光浴时，出现头昏、恶心、头痛、心悸等不良反应时，应及时停止。注意，在夏季行日光浴时，要预防中暑及日射病；在冬季行日光浴时，要预防感冒。

（4）每次日光浴之后，要在阴凉处休息15~30分钟，并可适当补充含盐的清凉饮料。

五、午间宜小憩

高血压病患者在睡眠时也应该注意，如果保持身体右侧卧，两腿微微弯曲，右臂自然屈于身体右侧接近头部，左臂自然向下微微伸直的姿势，就可以使大脑在短时间内平静下来，快速进入睡眠状态。这种睡眠姿势还有利于预防睡眠中的呼吸暂停综合征，防止血压升高和心脑血管疾病的突发。

对于高血压病患者来讲，午饭后休息一会儿是非常有益的。午睡不仅可以促进营养物质的消化吸收，而且能很好地维护和保养心血管功能。午饭后，胃肠蠕动明显加快，输送到胃肠的血就大量增多，而其他器官内的血液量自然就相对减少。这时从事体力活动必然要增加心脏的负担。同时，饭后静卧半小时，血压就会下降 2.7 ～ 4 千帕（20 ～ 430 毫米汞柱），并且心脏的压力也得到了相应的缓解。

六、选好被子和枕头

枕头和被子是人在睡眠时不可或缺的，人们通常会按照自己的习惯来选择，但是如果选择不当，使用了过高或过低的枕头和厚重的被子，就会给健康造成危害。而对高血压病患者来说，这种危害更为严重。

（1）高血压病患者如果不使用枕头或枕头过低，就会使流入脑部的血液增多，影响身体健康。而颈部肌肉也会因此产生被动性的紧张，严重影响睡眠质量，致使血压出现波动。

（2）如果高血压病患者的枕头过高，血液就无法顺畅地被输送到头顶，容易引起代偿性的血压上升。此外，枕头过高，还会使头部与床面间的距离过大，这样会使颈椎的侧弯加大，致使颈肌过分牵拉，发生痉挛，造成"落枕"。对于普通人来说，落枕也许只会造成疼痛和颈项转动不便，而对于高血压病患者来说，这种疼痛和肌肉的紧张状态往往还会引起心理紧张、烦躁等情绪，使血压出现波动。

（3）有些高血压病患者为了保暖而选用过于厚重的被子，结果导致夜间血压升高。这是因为，白天主导人体活动的是交感神经，而在夜间休息时是副交感神经主导人体的活动，这样可以降低身体新陈代谢和心脏的输血功能，使疲劳的身心在夜间得到充分休息。因此，通常情况下，在夜里睡眠状态下，人的血压也会下降。但是，如果夜间入睡时盖过于沉重的被子，就会增加人体的氧气消耗量，使心脏不但不能休息，还要处在大负荷的工作中，血压也就会出现不降反升的现象。

因此，高血压病患者在休息时应该避免使用沉重的被褥以及过高或过低的枕头。一般来说，枕头的高度＝（肩宽－头宽）÷2；而被子最好选用以轻薄、保暖的七孔棉、太空棉、羽绒为填充物的被子，而不是使用厚重的实棉被。

❤ 爱心小贴士

高血压病患者夜间保健有哪些注意事项？

虽然说血压在一天之中呈白天升高、夜晚降低的趋势，但是，现实生活中也经常有高血压病患者夜间突发心脑血管疾病的意外出现，而且常因抢救不及时而出现严重后果，甚至猝死。所以，高血压病患者及其家属千万不能因为患者一般会在夜间血压下降而掉以轻心，特别是对有严重并发症的高血压病患者和老年高血压病患者，更应该密切关注血压变化，做好夜间护理工作。

一般来说，高血压病患者夜间保健应注意以下事项：

（1）睡前避免情绪浮动、看书太久、娱乐过度、交谈过晚、精神紧张等，否则会影响睡眠，导致睡眠不佳、多梦，影响高血压的控制。

（2）睡前不宜进食、饮酒、喝茶和吸烟，以免血管收缩、血压上升、加重心脏负担。同时，高血压病患者夜间起床动作应缓慢一些，最好遵循三个"半分钟"，即夜里要上厕所时，先在床上躺半分钟，然后坐起来半分钟，两腿下垂半分钟，再慢慢下床，避免因体位性低血压的发生而摔倒摔伤。

（3）老年高血压病患者晚间不宜服用安眠药，以免发生头昏脑胀、步履不稳、容易跌跤等状况，同时，服用安眠药还会使老年高血压病患者产生类似动脉硬化性痴呆的表现。

（4）不宜独睡一室，特别是有严重并发症的高血压病患者，应该有人与之同居一室，以便在出现意外时能够及时抢救。

高血压病患者如果出现鼾声异常、呼吸急促、自述不适、呻吟不停等现象，应立即通知急救中心前来诊治。如果发现高血压病患者发生急性心肌梗死、心跳骤停，应立即做口对口的人工呼吸和胸外按压，切忌随意搬动患者。同时通知急救中心或附近医院急诊科医师进行现场抢救。如果发现高血压病患者出现脑卒中，应尽快送往医院抢救。

七、正确的睡眠姿势

睡眠的姿势是保证睡眠质量的重要因素之一，高血压病患者睡眠时应选择一个适宜的姿势。

◎ 常见的睡眠姿势

睡眠的姿势可分3种，即仰卧、俯卧和侧卧，个人可以根据自己的习惯选择，不能强求一律。

◎ 高血压病患者宜采取的睡眠姿势

对一般人来说，以取双腿弯曲、右侧卧位最为适宜。这样全身肌肉可以得到最大程度的放松，肝脏也处在自然位置，也不至于压迫心脏，而且有利于胃内食物向十二指肠运行。实际上每个人的睡眠姿势不是一夜不变的。据观察，一般人睡10～12分钟就会不自觉地改变一次睡眠姿势。睡觉姿势以右侧卧位为好，左侧卧位或平仰卧位常使睡觉不稳。南北朝向可使身体的磁场方向与地球的磁场方向平行，会使睡眠更加安稳。

八、合理安排性生活

医学研究发现，人在性交过程中，血液流动加速，导致心血管系统和神经系统的负担增加。特别是在进入性高潮时，收缩压通常会升高40～100毫米汞柱，而舒张压则会升高20～50毫米汞柱，容易造成猝死，很多高血压病患者因此谈"性"色变。

其实，高血压病的病程一般较长，在此期间完全避免性生活是不可能的，但只要注意合理安排性生活，正常情况下不会对血压造成影响。

（1）性生活频率应根据患者的具体情况而定。一般来说，高血压病患者病情比较轻，无明显症状者，可不必多限制房事，每周1次为宜。如果高血压病患者已有轻度心、脑、肾等脏器损害，此时房事应有所节制，以2周左右1次为宜，且应在降压药保护下进行。性生活开始之前，最好先测量一下自己的血压，若发现血压偏高，可临时含服硝苯吡啶10毫克，大约过15分钟后再性交。如果高血压病患者病情较重，血压明显增高，且常呈居高不下状态，心、脑、肾等重要器官严重受累，并发症亦较多，血压又难以控制在安全水平内，最好不要过性生活，以防万一。

（2）不要在血压呈上升趋势时过性生活。

（3）性生活时间最好安排在清晨。因早晨起床前血压水平较低，且经过一夜的充足睡眠之后，精力也较为充沛，并且早晨人体性激素水平比较高，会令性生活达到满意的效果，故性生活以此时进行为宜。

（4）在性交过程中，动作宜轻缓，以防血压剧烈上升而引起后患。在性交体位上，如男方为高血压者，可采取女上位式，以减少运动量。在性交过程中，妻子或丈夫应注意观察对方的反应，注意保护对方，一旦出现不良反应，立即中止性交。

（5）饮酒、饱食、吸烟、过度紧张、焦虑、兴奋过度、过于疲劳，以及寒冷刺激等因素皆可使血压暂时性升高，因此高血压患者应禁忌在这些状态下进行性生活。

九、日常洗浴注意事项

高血压病患者可以利用水的温度、机械性、化学成分的刺激，来达到防治疾病的目的。但值得提醒的是，水温过热或过冷均会引起皮肤血管的收缩，从而导致血压的上升。合适的水温能够减轻高血压病患者的痛苦，有助于降低血压。高血压病患者享受温水浴应注意下列事项。

◎ 饭后不宜立即洗

进食后血液大量流向消化系统，再加上洗澡时皮肤血管扩张和血流量增加，如果高血压病患者此时洗浴，就有可能导致大脑和心脏的供血减少，发生心、脑血管意外。

◎ 水温不宜过热

水温过热会造成皮肤血管扩张，引起血压下降，也易发生心、脑血管意外。

◎ 洗浴时间不宜长

特别是用煤气、天然气等热水器的浴室内，时间过久，氧含量会随着二氧化碳含量的升高而下降，易使高血压病患者诱发心绞痛。

◎ 动作不宜过猛过快

高血压病患者的血管都会有不同程度的硬化，如果身体前倾过猛，就会发生脑血管意外或心肌缺血。

◎ 少去公共浴室

因为公共浴室内的水温通常都较高，明显地超过体温，而且一般的公共浴室通风设备都比较差，使人呼吸不畅，这样会使血压明显上升，所以高血压病患者应在家里或设备条件比较好的浴室洗浴，并要注意控制适当的水温。

◎ 酒后或过度疲劳时不宜洗

酒后会造成心肌细胞损坏，使心脏扩大而发展为心肌病，同时酒精又能妨碍血液中葡萄糖含量的恢复，伴有高胰岛素血症的高血压病患者更不易恢复血液中的葡萄糖含量，易引起休克，甚至危及生命。

♥ 爱心小贴士

高血压病患者夜间保健有哪些注意事项？

··

高血压病患者的心脏储备功能较差，脑血管对脑血流量的调节功能减退。当体位突然改变时，如久蹲后突然站起，睡醒后突然下床，猛然回头等会产生脑急性缺血缺氧，而发生晕厥、摔伤，故体位改变时应注意动作缓慢。

如久蹲后要缓慢站起，或者干脆坐下来休息一下再站起；早晨睡醒后不要急于下床，应先在床上仰卧，活动一下四肢和头颈部，伸一下懒腰，使肢体肌肉和血管平滑肌恢复适当张力，以适应起床时的体位变化；高血压病患者不可猛然回头，特别是老年人，一定要注意缓慢。

十、日常生活禁忌

◎ 忌情绪激动

一切忧虑、悲伤、烦恼、焦急等不良刺激及精神紧张和疲劳，均可使交感神经兴奋，血中儿茶酚胺等血管活性物质增加，而引起全身血管收缩，心跳加快，血压升高，甚至引起脑出血。故老年高血压病患者应注意控制情绪，做到性情开朗，情绪稳定，避免大喜与盛怒。

◎ 忌过度疲劳

过度疲劳可使高血压、冠心病等疾病加重，而老年高血压病患者，一般体质较差，抗病能力弱，故应科学地安排生活，做到劳逸结合，防止因文娱活动、家务劳动或外出旅游等过度劳累而加重病情。

◎ 忌饮食过饱

老年人消化机能减退，饮食过饱易引起消化不良，发生急性胰腺炎和胃肠炎等疾病，同时饮食过饱会使膈肌位置上移，影响心肺的正常活动。加之消化食物需要大量的血液集中到消化道，心脑供血相对减少而诱发卒中。

◎ 忌贪杯暴饮过量

饮酒特别是饮烈性酒，会使血压升高。另外，老年人的肝脏解毒能力较差，也易引起肝硬化及心肌疾患，胃黏膜萎缩易引起炎症和出血，故不可贪杯暴饮。

◎ 忌血压骤降

人体的动脉血压是使血液流向各组织器官的动力，对保障各组织器官所需要的血流量具有重要意义，但若血压骤降，全身各组织器官的供血量都将不足，尤其是脑、心、肝、肾等重要器官，可因缺血缺氧而发生机能障碍，甚至造成严重后果。如脑组织供血不足，就会引起头晕和昏迷，称为缺血性脑损害；若心肌供血不足，会引起心绞痛、心肌损伤，严重者可引起心肌梗死。

◎ 忌大便秘结

大便秘结，大便时要憋气使劲，这样血压就会急剧升高；松劲时血压又迅速下降，特别是以蹲的姿势大便，更容易出现这种大幅度变化，以致在大便时引起脑出血和心肌梗死，故平时应保持大便通畅。

♥ 爱心小贴士

高血压患者起居调养时还有哪些注意事项？

高血压患者在进行起居调养时，还应当注意以下这些事项：

（1）根据气候变化，及时增减衣服。

（2）家务劳动不宜过于劳累。

（3）大小便时最好选用坐式便池，尽量不使用蹲坑，以免诱发脑血管意外。

（4）收看电视的时间不宜过长，已合并有心脏病的高血压患者，不宜看惊险的节目和竞争激烈的体育比赛项目。

（5）使用空调时，室内外温差不宜过大。夏天使用电风扇时，不宜对着身体直吹，使用电扇的时间不宜过长，风力不宜过大。

（6）患高血压的老人及病情较重的高血压患者，运动要放慢速度，变更体位（例如弯腰、起床、起立）及上下楼梯、上下汽车时应当注意安全，防止跌倒或绊倒。

（7）出门上街应当注意安全，少到人多拥挤、车多嘈杂的地方去，血压较高或者行动不便的高血压老年患者外出需要使用拐杖或者要有家人陪同。

（8）三期高血压患者原则上不能外出旅游。一、二期高血压患者旅游不宜过远，日程安排不宜过紧，夏天及冬季不宜安排旅游。

（9）保持好心情。生气、暴怒、紧张会使全身小血管收缩，血压迅速上升，心率加快，甚至会诱发心肌梗死、脑出血等。因此，对于高血压患者来讲，积极参加公益活动，培养一些业余爱好，例如绘画、书法、养鸟、种花、垂钓、欣赏音乐等，对于开阔胸怀、陶冶情操、保持心理平衡大有益处。

（10）定期测血压。高血压患者平时检测血压是极其重要的。只有定期测量血压，做好高血压患者的血压监测工作，才能最大限度地降低高血压病给人体带来的危害。

（11）坚持服药。高血压患者应当在医生的指导下按时服药，并且长期坚持，使血压降至正常或者接近正常，并且保持长期稳定，以减少高血压给人体造成的危害。如果用药没有规律，随意停药，血压时高时低，则易导致脑出血的发生。

一、儿童高血压生活调养

◎ **饮食原则**

（1）儿童高血压病患者饮食治疗的总原则：适量控制热量及食盐量，降低脂肪和胆固醇的摄入，控制体重。

（2）日常生活中采取高维生素、适量蛋白质、低钠、低脂饮食。

（3）降压食物有芹菜、番茄、胡萝卜、荸荠、黄瓜、芦笋、海带、木耳、香蕉等；降脂食物有绿豆、香菇、洋葱、海鱼、山楂等。

（4）儿童高血压病患者在治疗时，如果需要服用单胺氧化酶抑制药，用药期间就要避免食用高酪胺食物，如扁豆、蘑菇、腌鱼肉、酸牛奶、干酪、葡萄干、香蕉等。

◎ **日光浴降压**

日光浴疗法是让人体体表直接暴露在阳光下，按一定顺序和时间进行照射，利用太阳的辐射作用以达到治疗高血压的一种自然疗法。

（1）日光浴的方法

① 可根据自己的条件选择场地，简单的日光浴只要天气晴朗，阳光充足，即可在室外或阳台上进行。

② 最好在上午 10 点以前或下午 16 点以后进行日光浴。

③ 进行日光浴的气温以 20℃～22℃为宜，不应低于 18℃或高于 30℃。

④ 照射时间每次一般从 5 分钟开始，之后逐渐增加到每次 30 分钟，最多不超过 60 分钟。

⑤ 日光浴的方式多种多样，常用的有背光浴、面光浴及全身浴。

（2）注意事项

① 饭前及饭后 1 小时内不宜进行日光浴。

② 如日光照射后出现头晕、头痛、心悸、恶心等，应及时停止日光浴。

③ 夏季注意防止中暑及日射病，冬季注意预防感冒。

◎ 日常调养

儿童高血压发生一般与血管收缩及痉挛有关。由于其血管弹性良好，血压增高幅度也较小，因此儿童原发性高血压的治疗原则是少用药、多调理。

（1）饮食调理　这是儿童高血压的最基本疗法，调理得好，可使血压稳步下降。饮食调理的基本点为"三高三低"，即高维生素、高纤维素、高钙、低盐、低脂肪、低胆固醇饮食。要注重低盐饮食，每天摄盐量不超过 5 克，要多吃新鲜蔬菜、水果、豆制品。少吃油腻食品、辛辣食品和白糖。

（2）生活调理　做到作息有时、饮食有节。作息的关键是按时就寝，一般应在晚上 10 时上床睡觉，不要超过夜间 11 时，以保证充足的睡眠。饮食有节是指一日三餐定时定量，不可过饥过饱，不可暴饮暴食，日常生活中要注意多喝水，应当多喝白开水、矿泉水，少喝纯净水，以补充钙离子、镁离子，促进血管松弛，帮助降压。

（3）积极减肥　如果患儿明显超重或肥胖，就要控制体重，积极减肥。一是饮食控制，适当减少热量的摄入，少吃零食；二是少坐多动，积极参加体育锻炼，如快走、长跑及登山活动等，促进脂肪消耗。

（4）调理无效再用药　只有当儿童高血压有明显症状、合并器官损害、糖尿病或经长时间调理效果不佳及血压持续增高时，方才考虑应用抗高血压药。

二、妊娠高血压生活调养

◎ 饮食原则

（1）控制热量和体重　妊娠高血压病患者要适当控制每天的进食

量，不是"能吃就好"地无节制进食，应以孕期正常体重的增加为标准调整进食量。

（2）减少食盐的摄入量　因钠盐摄入过多会导致水钠潴留使血压进一步升高。一般建议每天食盐的摄入量应少于4克，酱油应少用，少吃盐腌渍食品，如咸菜、腊肉、咸鱼、咸蛋等。

（3）减少饱和脂肪的摄入量　食物脂肪的热量比应控制在25%左右，最高不应超过30%，而且饱和脂肪要减少，相应增加不饱和脂肪的摄入。即少吃动物性脂肪，烹调用油宜选用植物油。其他食物也宜选用低饱和脂肪酸、低胆固醇的食物，如全谷食物、蔬菜、水果、鱼、禽、瘦肉及低脂乳等。

◎ 降压要点

（1）虽然高血压降压的目的是为了减轻孕妇的危险，但必须选择对胎儿安全的药物。

（2）血管紧张素转化酶抑制药和血管紧张素Ⅱ受体拮抗药可能引起胎儿生长迟缓、羊水过少、新生儿肾衰及胎儿畸形，因此不宜使用。

（3）利尿药可进一步减少血容量，使胎儿缺氧加重。除非孕妇存在少尿情况，否则不宜使用利尿药。

（4）妊娠高血压的孕妇，当血压＞170/110毫米汞柱时必须积极降低血压，以防子痫发生。

◎ 日常调养

（1）随时监测血压和心率的变化　应严密监测重症妊娠高血压病患者的生命体征，尤其是血压和心率的变化，认真听取和观察患者的主诉和症状，如有头痛、明显的心悸、恶心、呕吐等症状要立即报告医生，同时密切观察脑水肿、心力衰竭、肾功能变化可能出现的临床表现，如血压下降、眼花、尿量减少等。

注意先兆流产的症状，一旦有临产的迹象，做好及时终止妊娠的准备。同时正确记录每小时的尿量，每天测量尿蛋白，同时测量体重和腹围，了解肾功能代偿情况及腹水的增长情况。

（2）**重症妊娠高血压病患者需住院治疗**　保证充足的休息，解除思想顾虑。每天仍要坚持详细地记录胎动次数和左侧卧位。

加强检查和监测，日测血压每 4 ～ 6 小时 1 次；每 1 ～ 2 周查 1 次血小板、血细胞比容、肝肾功能、眼底、心电图及 B 超；每天查尿常规及记录出入量；每周测量体重及 24 小时尿蛋白量 1 次；每周做胎心监护 1 ～ 2 次，如发现异常应随时考虑提前终止妊娠。

（3）**应密切监护和观察轻症妊娠高血压病患者，防止发展为重症**　患者要多休息，休息或睡眠时不能仰卧，应采取左侧卧位。每天保证有 2 小时的午睡，日间左侧卧位不少于 6 小时。如出现水肿，宜低盐饮食，多吃新鲜蔬菜和水果。每天详细记录胎动次数，发现异常要及时就医。

三、老年高血压生活调养

◎ **饮食原则**

（1）主食（馒头、米饭、玉米、燕麦、小米、红豆、红薯等）含有大量糖类，每天应限制在 200 ～ 300 克为宜，少吃或不吃甜食。

（2）瘦肉、蛋、禽类、海产品及豆制品含有丰富的蛋白质，每天的摄入量宜在 50 ～ 100 克。

（3）蔬菜和水果含有丰富的维生素、微量元素和膳食纤维，每天摄入的果蔬总量宜在 500 克左右。常吃蔬菜和水果还有利于降压、利尿、降血脂。

（4）宜低盐。每天用盐量宜控制在 3 ～ 5 克，血压高时应限制在 3 克以内。也可以用酱油替代盐来调味，每天用量小于 10 毫升（约两汤勺）。忌吃咸菜、腊肉、腊肠、咸蛋等食物。因为摄盐较多，会使血压升得更高。

（5）宜低脂。烹调时宜少用油，尽量选用植物油，少用动物油。每天的用油量宜控制在 25 克以内，忌吃油煎或油炸食物。因为过多的热量可在体内转化为脂肪，加重心血管系统的负担。

（6）忌饮食过饱。老年人消化功能减退，过饱易引起消化不良，易发生胃肠炎、急性胰腺炎等疾病。同时，吃得过饱可使膈肌位置上移，影响心肺的正常功能和活动。另外，消化食物需要大量的血液集中到消化道，心脑供血相对减少极易引发脑卒中。

（7）忌贪杯暴饮。过量饮酒，特别是饮用烈性酒，可使血压升高。老年人肝脏解毒功能较差，容易引起肝硬化。另外，过量饮酒可使老年高血压病患者的胃黏膜萎缩，容易引起炎症和出血，故不可贪杯。建议饮用少许葡萄酒，每天不超过 50 毫升。

◎ **日常调养**

（1）**经常梳头利于降压**　梳头所经过的穴位有神庭、上星、百会、玉枕、风池、太阳等。这些穴位若得到良好的按摩刺激，有平肝息风、开窍宁神的功效。实践证明，经常用梳子梳头，可起到降低血压和养精安神的作用。梳头疗法应持之以恒，每天早、中、晚各 1 次；每次梳理 2～3 分钟为宜。梳头动作宜轻，速度宜缓，以舒畅为宜。

（2）**小睡片刻利于降压**　一般来说，人躺下 15 分钟，血压就开始下降，超过 30 分钟以后会下降 20～30 毫米汞柱，这是由于平躺使血管的紧张得到缓解。最好是在下午血压高峰时小睡，小睡时间一般在 20～30 分钟就可以了，睡不着的时候也应平躺下来安静片刻，这样可以使血压稳定。

（3）**腹式呼吸利于降压**　腹式呼吸可使身心同时轻松，这样更有助于血压下降。早上起来时先不要急于起身，可在被窝中做腹式呼吸，这样起来时血压有所缓和，可以防止脑卒中的发作。晚上睡前做腹式呼吸，可缓解交感神经的紧张，比较容易入睡。

（4）**闲时下棋利于降压**　下棋能养身怡性。下棋时全神贯注、心平气和、杂念全消，能起到气功中的调息和吐纳等动作，从而有益于健康，培养良好的性情。闲时与棋友相约下上几局，能使身心舒畅。高血压病患者在情绪紧张时，以娱乐为目的，于安静处与朋友下上几局，能使精神和情绪松弛，心情恢复舒畅，稳定病情。

（5）业余集藏利于降压　医学临床证实，集邮活动可降低疾病的发病率，对高血压、神经衰弱等均有较好的疗效。除了集邮之外，集酒标、烟标、旅游门券、旅游明信片等各种收藏活动，都能帮助高血压病患者驱散烦闷、焦虑等不良心理因素，有助于降低血压。

（6）旅游健身利于降压　旅游疗法是指通过旅游的方式来达到治疗高血压为目的的一种自然疗法。通过旅游，可以起到疏肝解郁、愉悦情绪的功效。

♥ 爱心小贴士

老年高血压病患者降压时有哪些注意事项？

（1）由于老年高血压病患者往往伴有心、脑、肾等器官的疾病，且免疫功能低下，容易并发感染，导致病情恶化，因此应严密观察病情，需要特别注意患者的大小便情况，发现问题及时通知医师处理。

（2）根据老年高血压病患者血压波动性大的特点，应在不同时间内多次测量血压，从而准确地掌握血压的变化规律和变化情况，做好记录，以利病情的观察。

（3）老年高血压病患者由于血管运动中枢调节功能降低，常因体位改变而头晕，站立或坐起时易发生直立性低血压，在服药后要嘱咐患者卧床休息2~3小时，体位变化时动作应缓慢，站立时间不要过长。同时测量患者卧位和立位的血压，观察两者相差是否过多，如果相差过多及时与医生取得联系。必要时协助患者起床，观察片刻，无异常情况方可下床活动，如出现不适症状，应立即平卧。

（4）由于夜间老年高血压病患者血中的促肾上腺皮质激素的浓度降低，机体的防卫功能和应激能力下降，家属要加强巡视，以便观察患者的病情变化情况。

参 考 书 目

1. 韩学杰，李元高. 高血压病中医防治与调养. 北京：中国中医药出版社，2014

2. 戴述美. 高血压防治与调养. 北京：人民军医出版社，2013

3. 胡大一. 高血压日常调养专家指导全方案. 北京：电子工业出版社，2013

4. 田建华，牛林敬. 高血压防治调养第一范本. 北京：人民军医出版社，2013

5. 田建华，陈永超. 高血压吃喝调养有妙招. 石家庄：河北科学技术出版社，2011

6. 张仲源，陈永超. 高血压防治调养一本通. 上海：上海科学技术文献出版社，2011

7. 何国樑. 高血压病治疗调养全书. 北京：化学工业出版社，2010

8. 张揆一，郑秀华. 高血压病合理用药与调养. 西安：西安交通大学出版社，2010

9. 张揆一，郑秀华. 高血压病早防早治. 北京：金盾出版社，2009

10. 王鸿谟，朱庆生. 高血压病调养与护理. 北京：中国中医药出版社，2001